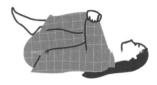

몸과 마음의 통증을 해소하는 말랑말랑 1분 더애

일단 몸에
힘부터 뺍시다

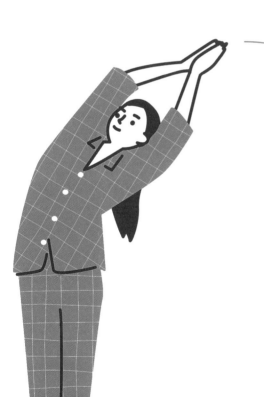

야토 야스히로 지음
문혜원 옮김

로그인

들어가며

별거 아닌 사소한 일로 고민하고, 주변 사람들 눈치까지 보느라 하루하루가 힘들진 않나요? 나와는 다른 환경에 있는 사람들이 부러워 내 처지가 초라하게 느껴지고, 그 와중에 연일 격무에 시달리며 고통 받는 와중에도 매일 최선을 다하느라 스트레스가 잔뜩 쌓여 있을 거예요.

그럴 때 시도해볼 만한 것이 바로 스트레칭입니다. 우리가 스트레스를 받으면 그에 따라 특정 부위의 근육이 뻣뻣해져요. 이 뻣뻣해진 근육을 풀어주면 마음이 편해진다는 사실이 연구를 통해 밝혀졌습니다. 마음이 편해지면 스트레스의 원인이 무엇인지, 이 스트레스를 어떻게 바라볼 것인지, 스트레스와 적당한 거리를 두는 법들이 보이기 시작합니다.

근육을 제대로 풀어주려면 깊은 호흡과 함께 몸에 들어간 불필요한 힘을 빼주는 요가를 시도해보는 걸 추천해요. 실제로 요가를 시작한 사람 중에는 '어떻게든 잘 되겠지' 하고 긍정적인 사고방식을 갖게 되었거나 콤플렉스에서 벗어나게 되었다는 사람이 많습니다.

여러분도 지금부터 내 몸의 불필요한 힘을 빼는 요가로 뻣뻣해진 근육을 말랑말랑하게 만들어볼까요?

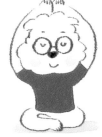

뭉친 근육을 풀어주면 스트레스도 풀린다?!

만화: 하야시 유미　감수: 야토 야스히로

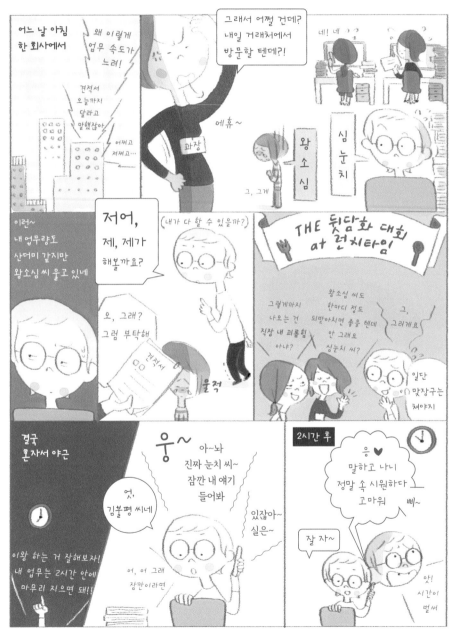

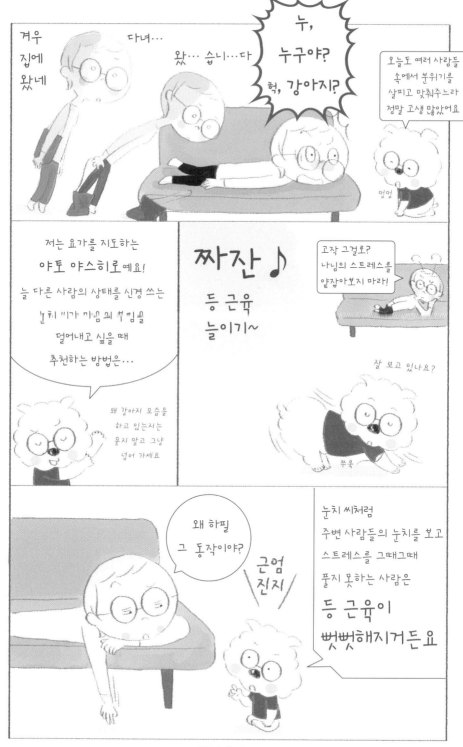

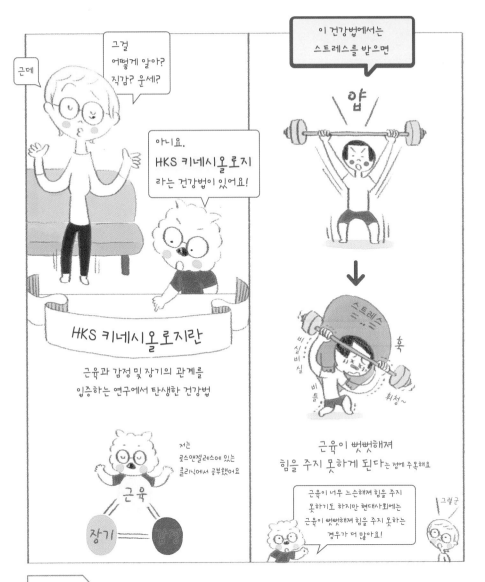

MEMO

몸과 마음을 조절하는 치료 요법, HSK 키네시올로지

키네시올로지(Kinesiology, 운동학)란 근육의 움직임과 신경의 관계에 대해 연구하는 학문이에요. 이를 기반으로 다양한 연구가 이뤄졌고, 스트레스에 따라 특정 근육이 경직되거나 느슨해져 힘을 못 주게 되는 현상이 밝혀졌습니다. 키네시올로지 연구를 토대로 새롭게 탄생한 건강법 중 하나가 HSK 키네시올로지예요. 동양의학과 심리학을 기반으로 발전한 치료 요법으로, 심리·육체·장기의 관계를 활용해 심신이 조화로운 균형을 이룰 수 있도록 도와줍니다. 이 책에 등장하는 요가는 HSK 키네시올로지를 바탕으로 구성했습니다. 현대사회에는 근육이 뻣뻣해져 힘을 못 주게 된 사람이 많아요. 스트레스로 근육이 뻣뻣해진 사람들을 위해 몸에 불필요한 힘을 빼는 요가를 소개합니다.

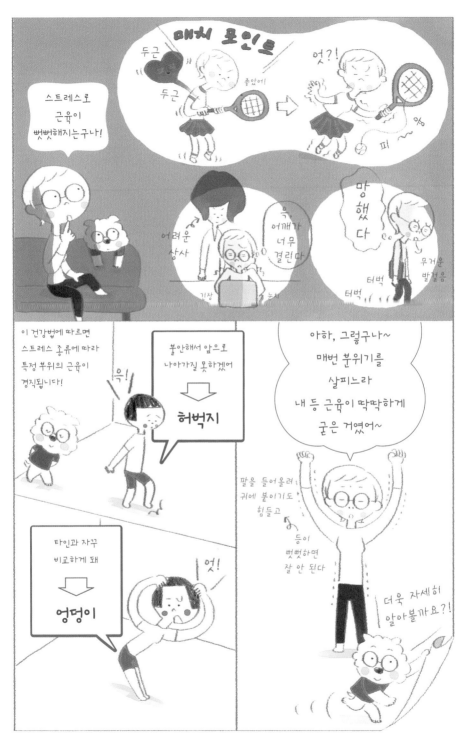

스트레스로 뻣뻣해지는 근육 MAP

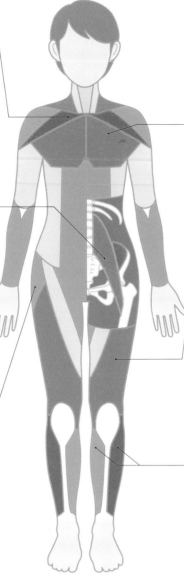

스트레스 타입 07 ⇨ **P. 70**
바빠서 여유가 없다
대흉근 쇄골부

할 일이 산더미처럼 쌓여 있는 데다 쉬지 못해 피곤할 때, 혹은 시간을 들여 제대로 일을 처리하고 싶은데 여러 제약으로 적당히 해야 할 때 쇄골 주변의 근육이 경직됩니다.

스트레스 타입 08 ⇨ **P. 80**
완벽해야 한다는 강박에 시달린다
대요근

실패를 용납하지 않고, 남에게 의지하면 지는 거라고 스스로 자신을 옭아매는 유형. 나뿐 아니라 타인에게도 완벽을 요구하죠. 이런 사람은 배 안쪽 근육이 짧아지고 뻣뻣해져요.

스트레스 타입 03 ⇨ **P. 42**
지나간 일들을 자꾸 곱씹는다
대퇴근 막장근

오래전 실수나 실패를 떠올리며 자책할 때가 많고, 자신이 한 말이나 남에게 들은 사소한 말 한마디에 하루 종일 사로잡혀 있기도 합니다. 이런 사람은 상체와 연결된 허벅지 바깥 부분이 경직되기 쉬워요.

스트레스 타입 05 ⇨ **P. 58**
시도 때도 없이 치미는 분노! 짜증!
대흉근 흉늑부

사소한 일로 화가 나거나 짜증이 나고, 혼내고 싶지 않은데 혼을 내게 될 때가 있지요. 이렇게 분노하는 감정이 솟아오를 때 경직되는 부위는 늑골을 감싼 가슴 근육이에요.

스트레스 타입 09 ⇨ **P. 86**
불안해서 새로운 일에 도전하지 못한다
대퇴사두근

지금 이대로는 안 된다는 생각이 들어도 연인을 만들거나 직장을 옮기는 등 인생을 바꿀 용기가 없어 계속 현재 상태에 머무를 때 허벅지 앞쪽 근육이 뻣뻣해져요.

스트레스 타입 10 ⇨ **P. 92**
외롭고 쓸쓸하다
전경골근 & 비골근

혼자 있는 상태를 견디지 못해 누구라도 좋으니 함께 하려 합니다. 하지만 마음속 깊은 곳에 자리한 고독감을 떨쳐내진 못해요. 이때 무릎 아래와 바깥 부근 근육이 긴장돼요.

스트레스 종류에 따라 어느 근육이 뻣뻣해지는지 10가지로 나눠 정리했어요.
여러분이 느끼는 스트레스는 어디에 해당하는지 살펴보세요.

스트레스 타입 01 ⇨ **P. 30**

분위기를 살피는 데
에너지를 몽땅 소진한다
광배근

내 감정보다는 상대가 무엇을 바라는지 살피고, 사람들과 함께 있을 때 분위기가 깨지지 않도록 최선을 다하는 스타일. 상대방 입장에서 불편한 일이 없도록 미리 파악하고 행동하다 보면 정작 내 등 근육이 아파옵니다.

스트레스 타입 04 ⇨ **P. 48**

모든 게 귀찮고
의욕이 없다
소원근

회사일, 집안일, 친구와의 만남이나 데이트도 모두 귀찮게 느껴지는 상태. 기대이픈 힐링노 빅싱 닐싸가 다가오면 취소하고 싶어집니다. 이때 견갑골 주변 근육이 뻣뻣해져요.

스트레스 타입 02 ⇨ **P. 36**

타인과 비교하며
우울해한다
중둔근

학력, 연봉, 자녀의 성적, SNS의 '좋아요' 수 등을 끊임없이 비교하니 자신의 열등한 면만 눈에 들어와 자주 우울해집니다. 이때 양쪽 엉덩이 위 옆면 근육이 뻣뻣해져요.

스트레스 타입 06 ⇨ **P. 64**

남 눈치를 보고
쭈뼛쭈뼛하게 된다
전거근

'여기에 있어도 괜찮을까?' '싫어하지 않을까?'와 같이 늘 주위 눈치를 보고 긴장합니다. 안 좋은 일이 생기면 습관적으로 내 탓이라고 생각하지요. 이때 겨드랑이 아래 부위의 근육이 경직됩니다.

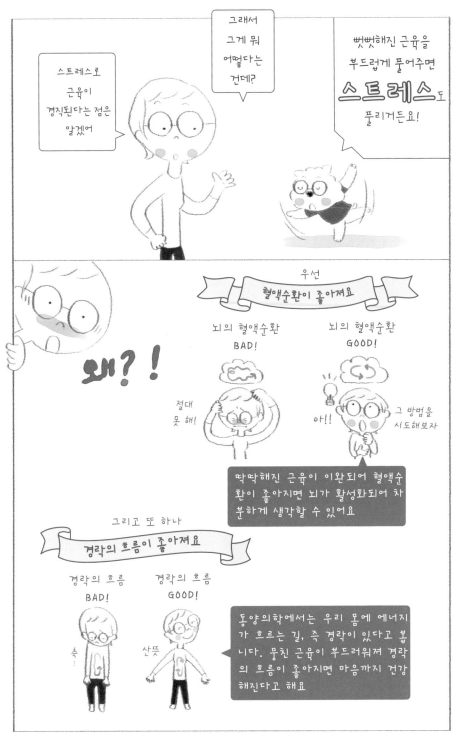

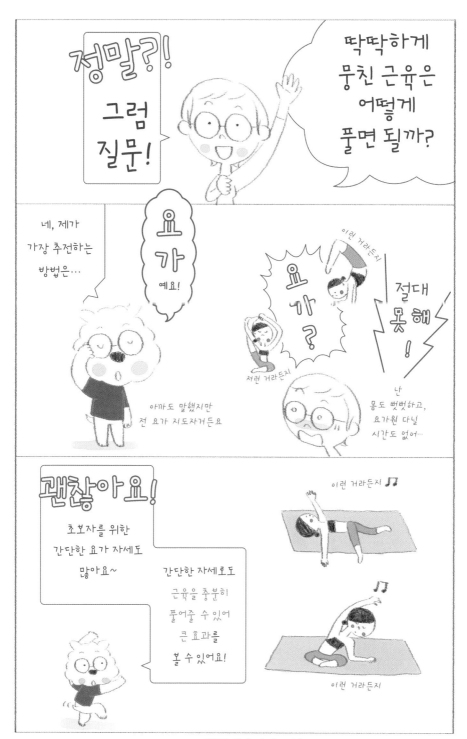

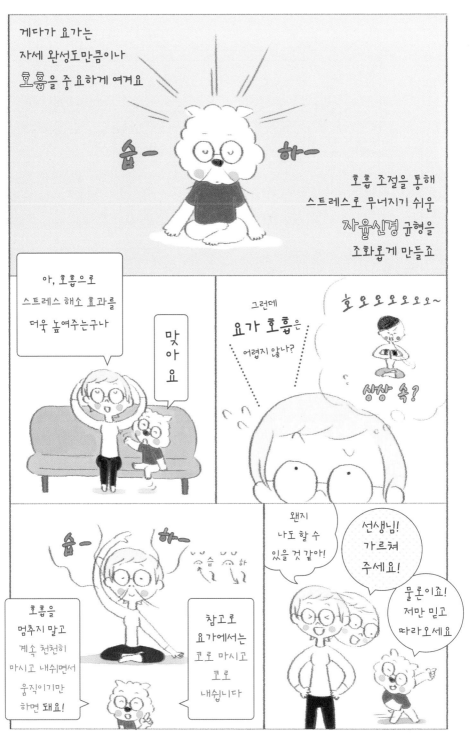

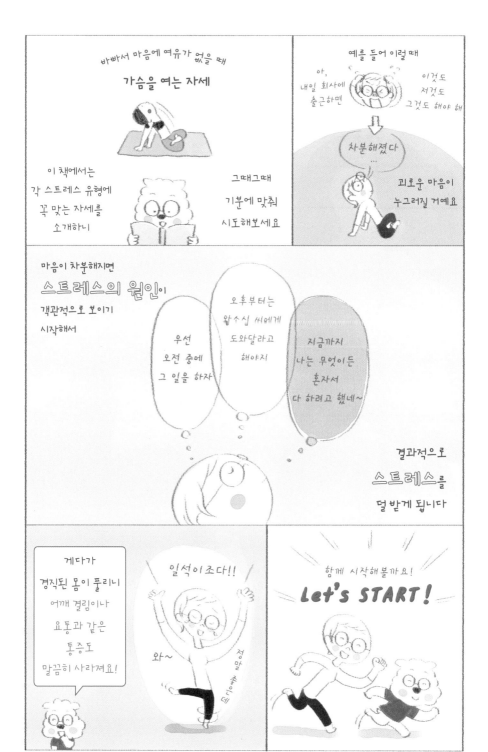

말랑말랑 힘 빼기 요가로
통증도 스트레스도 굿바이!

스트레스로 뻣뻣해진 근육을 말랑말랑하게 풀어준 요가 체험자들에게
마음에 어떤 변화가 생겼는지 물어봤어요.

동경하던 사람처럼 되고 싶었을 뿐인데, 점차 그 사람처럼 되지 못하는 자신을 탓하고 몰아세우는 나를 발견했어요. 요가는 내가 현재 어떤 모습을 하고 있는지 깨닫고 다듬도록 도와주었어요.　　_M님

관계가 틀어진 친구가 있었는데 '그렇게 할 수밖에 없었던 이유가 있겠지' '그 친구가 이것저것 많이 챙겨줬는데'라는 생각이 들어 **화해를 청했어요.**　　_Y님

업무에 대한 마음가짐이
의무감에서 기대감으로 바뀌었어요!_Y님

어릴 적부터 부모님께 칭찬 받은 기억이 없어서 '나는 부족한 사람이야' '부모님은 날 형편없다고 여기셔'라는 마음으로 살아왔어요.
요가를 하면서 '혹시 우리 부모님이 서툰 부분은 고쳐주고, 잘하는 부분은 딱히 언급하지 않는 방식으로 날 키운 걸까?'라는 생각이 들었습니다. 큰마음 먹고 부모님께 물어봤더니 곧바로 '응, 맞아'라는 대답이 돌아왔어요.
오랫동안 품어온 낮은 자존감에서 드디어 해방되는 순간이었어요.　　_M님

딸의 교우관계에 대해 고민이 많았지만, '결국 본인의 몫'이라고 생각하며 걱정을 내려놓게 되었어요. **결과가 어떻든 낙관적으로 바라보게 되었습니다.**

_Y님

긍정적인 사고가 무조건 좋다고 믿으며 모든 것을 즐겁게 여기려고 애를 써왔어요. 요가를 하면서 내가 긍정적인 사람과는 거리가 멀다는 점을 깨달았습니다. 동시에 부정적인 사고가 **결코 나쁘지만은 않다는** 생각에 다다랐죠. 좋은 면도 나쁜 면도 받아들이기로 결심하자 마음이 한결 가벼워졌어요. 몸 여기저기에 생겼던 통증도 사라졌고요.

_S님

윗사람 앞에서 긴장하지 않고 나의 생각이나 의견을 명확히 표현할 수 있게 되었어요.

_Y님

하고 싶은 일이 있어도 '돈이 없어' '일을 쉬면 안 돼' '아이가 아직 어려' 하며 포기해왔습니다. 요가를 하는 동안 '하고 싶은 것'을 '할 수 없다'고 합리화한 사람은 다름 아닌 나 자신이었음을 깨달았어요. **스스로 만든 편견과 프레임 안에 갇혀 지냈다는 사실을 깨달았으니 이제부터는 거기에서 벗어나 자유로워지면 되겠지요. 앞으로는 내가 원하는 모습대로 살아갈 수 있을 것 같아요!**

_H님

나의 나쁜 사고방식을 무조건 고치기보다는 일단 받아들인 후 어떻게 행동하는 편이 좋을지 생각하며 지내게 되었어요.

_K님

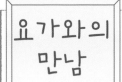

요가와의 만남

초등학생 때부터 기계 체조에 푹 빠져 지냈고, 고등학생 때는 일본 국민체육대회 출전 선수로 활동했어요

초등학생 시절의 나

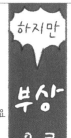

하지만 **부상** 으로 선수 은퇴

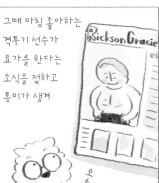

그때 마침 좋아하는 격투기 선수가 요가를 한다는 소식을 접하고 흥미가 생겨

오호라

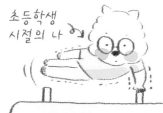

집 근처 요가원에 가보았지만…

꾸준히 연습하면 이런 자세도 할 수 있어요

우, 우왓

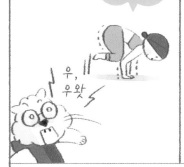

첫날부터 선생님들보다 더 고난도 자세를 취할 수 있었던 저

경악

대단하네요

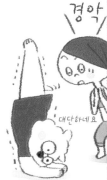

내가 알고 싶은 **요가**는 이런 게 아닌데, 요가의 철학이나 마음가짐이 궁금해…

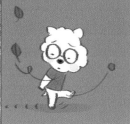

그 후 요가를 배우기 위해 다양한 지도자들이 개최하는 워크숍에 참가하거나 요가의 본고장 인도로 건너가 수련을 했습니다

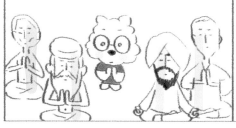

배운 지식에 깊이를 더하며 지도자로서 요가의 매력을 널리 알리고 있어요

산스크리트어로 쓰인 요가 경전도 읽을 수 있게 되었답니다

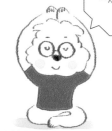

Contents

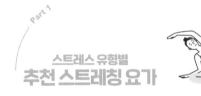

Part 1

스트레스 유형별
추천 스트레칭 요가

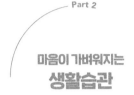

Part 2

마음이 가벼워지는
생활습관

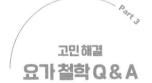

Part 3

고민 해결
요가 철학 Q & A

┌ **주의**

◎ 요가의 자세 및 자세명은 유파나 지도자에 따라 조금씩 차이가 있습니다. 이 책은 난도가 높은 자세를 초보자도 하기 쉽도록 조금씩 변형해 소개하고 있습니다.

◎ 지병이 있거나 통원 중인 사람, 부상을 당한 사람, 임산부, 몸 상태가 좋지 않은 사람 등은 의사나 가까운 의료 기관과 상담 후에 신중하게 요가 자세를 시도해주세요. 자세를 취하는 동안 통증이나 위화감이 느껴진다면 바로 중지해야 합니다. ┘

STEP **1**

지금 겪고 있는 스트레스에 해당하는 페이지를 찾는다

스트레스를 10가지 유형으로 정리해 실었어요.
현재 내 상태와 비슷한 스트레스는 무엇인지 살펴보세요.

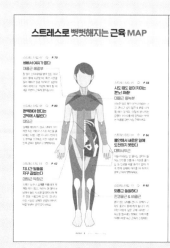

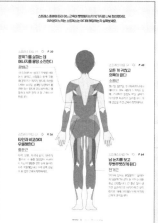

관련 MAP 혹은 각 스트레스 특징 체크하기

스트레스로 뻣뻣해지는 근육 MAP(P. 8) 또는 PART 1(P. 25~)에서 스트레스별 특징을 살펴보고 지금의 나와 비슷하게 느껴지는 항목을 고르세요. 여러 개를 선택해도 괜찮아요.

10가지 유형으로 나눈 스트레스의 특징을 상세히 안내합니다.

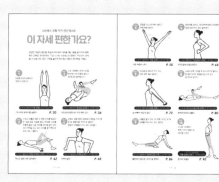

스트레스 유형을
파악하기 어렵다면

경직된 근육 체크하기

딱딱하게 굳어 있는 근육을 찾아 스트레스를 해소해보세요. '스트레스 유형 자가 진단 테스트(P. 22)'에서 경직된 근육을 찾아봅시다.

요가로 근육을 이완한다

요가를 통해 스트레스로 딱딱하게 뭉친 근육을 제대로 이완해 풀어줍니다.
기본 자세 외에도 익숙해지면 추가할 만한 레벨 업 자세도 소개하고 있어요.

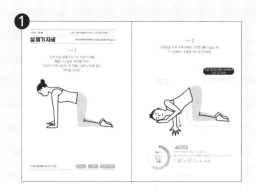

처음에는

스트레스 유형별 페이지에서 가장 처음 소개하는 것이 바로 먼저 시도해볼 기본자세 ❶이에요. 요가를 처음 해보는 사람도 쉽게 따라 할 수 있어요. 완벽하게 똑같은 자세를 취하지 못하더라도 풀고 싶은 근육 부위가 시원해지면 그걸로 충분합니다.

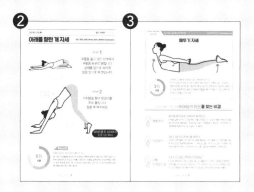

익숙해지면

레벨 업 자세 ❷에 도전해보세요. 경직된 근육이 더욱 늘어나 제대로 이완됩니다. 여유가 있다면 ❶·❷ 자세를 취하기 전, ❸의 자세를 먼저 시도해보세요. 근육을 수축하는 동작인데 ❸을 시도한 후, ❶과 ❷를 하면 이완 효과가 더 높아집니다.

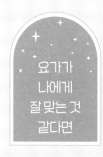

요가가
나에게
잘 맞는 것
같다면

요가에서 제안하는 생활습관이나 요가 철학을 실천해본다

요가의 본래 목적은 하루하루를 편안하게 지내는 데 있습니다. 그리고 이 상태를 유지하기 위해 실천하면 좋은 습관이나 행동 지침으로 삼을 만한 사고방식 등이 있어요. 스트레스 해소에 큰 도움이 되니 가능한 것부터 적용해보세요(P. 103~).

스트레스 유형 자가 진단 테스트

이 자세 편한가요?

답답한 마음의 원인을 확실히 파악하기 어려울 때는 몸을 움직이며 뻣뻣해진 근육을 찾아보세요. 지금 느끼는 스트레스의 정체가 무엇인지 파악할 수 있습니다. 뭉친 근육을 풀어주기만 해도 마음이 편안해질 거예요.

TEST 1

양팔을 쭉 편 상태에서 귀에 갖다 붙인다.

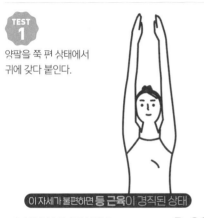

이 자세가 불편하면 **등 근육**이 경직된 상태

지나치게 분위기를 살핀다 　　　　*P. 30*

TEST 2

누운 상태에서 한쪽 다리를 반대편 다리 무릎에 올리고 몸 쪽으로 끌어당긴다.

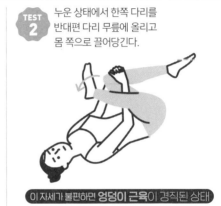

이 자세가 불편하면 **엉덩이 근육**이 경직된 상태

타인과 비교하느라 기가 죽어 있다 　　　*P. 36*

TEST 3

누워서 무릎을 세운 뒤 한쪽 다리를 몸보다 한 걸음 바깥 지점에 둔다. 반대쪽 다리를 무릎에 올린 다음, 허리를 바닥에 붙인 상태에서 바닥을 딛고 있는 다리를 몸 안쪽으로 45도 정도 기울인다.

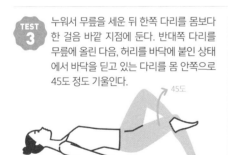

45도

이 자세가 불편하면 **바깥 허벅지 근육**이 경직된 상태

지나간 일에 너무 집착한다 　　　　*P. 42*

TEST 4

손등이 위를 향한 상태에서 양팔을 좌우 뻗은 뒤, 팔꿈치를 직각으로 굽힌다. 팔꿈치 아래팔만 60도 정도 내려본다.

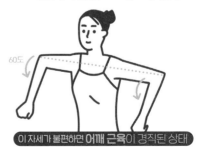

60도

이 자세가 불편하면 **어깨 근육**이 경직된 상태

의욕이 없다 　　　　*P. 48*

TEST 5

양팔을 사선으로 뻗어 올리고
어깨 뒤로 넘긴다.

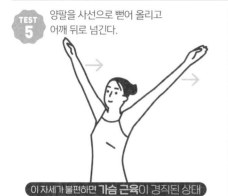

이 자세가 불편하면 **가슴 근육**이 경직된 상태

자주 짜증이 난다   **P. 58**

TEST 6

팔꿈치를 굽히고 겨드랑이에 붙인 상태에서
팔을 뒤로 60도 정도 밀어낸다.

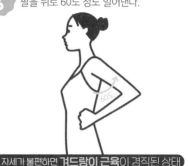

이 자세가 불편하면 **겨드랑이 근육**이 경직된 상태

타인 앞에서 움츠러든다   **P. 64**

TEST 7

양손을 등 뒤에서 깍지 끼고,
45도 정도 들어 올린다.

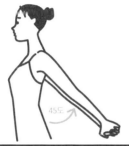

이 자세가 불편하면 **쇄골 근육**이 경직된 상태

늘 바빠서 여유가 없다   **P. 70**

TEST 8

누워서 한쪽 다리를 쭉 펴서 바닥에 붙이고
반대편 다리의 무릎을 양손으로 잡고
몸 쪽으로 당긴다.

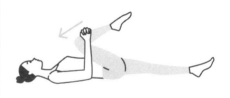

이 자세가 불편하면 **배 안쪽 근육**이 경직된 상태

완벽주의자라 괴롭다   **P. 80**

TEST 9

무릎을 꿇고 앉은 뒤 한쪽 다리만 편 채
상체를 뒤로 45도 정도 젖힌다.

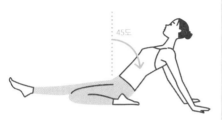

이 자세가 불편하면 **허벅지 앞 근육**이 경직된 상태

불안해서 앞으로 나아가질 못한다   **P. 86**

TEST 10

서 있는 자세에서
한쪽 다리의 발등으로
바닥을 누른다.

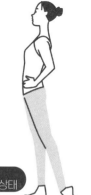

이 자세가 불편하면
무릎 아래 근육이 경직된 상태

혼자라 외롭다   **P. 92**

뭉친 근육을 풀어주면 경락의 흐름이 개선된다

경락 마사지를 받아본 적 있나요? 동양의학에는 경락의 흐름을 조절하는 건강법이 있어요. 혈과 혈을 이으며 몸과 마음이 활동하도록 돕는 에너지의 길, 즉 경락이 우리 몸 안에 총 14개 있으며 이 경락의 흐름이 막히면 건강에 이상이 생긴다고 봅니다.

흥미로운 점은 '주변 분위기를 너무 살피면 족태음비경이 막힌다' 등 스트레스 유형에 따라 막히는 경락이 있고, 또 각 경락과 깊게 연관된 근육이 존재한다는 사실입니다.

키네시올로지(운동학)를 토대로 한 연구에서 밝혀진 스트레스와 근육의 연관성, 그리고 경락과 대응하는 스트레스와 근육의 상관관계는 서로 일치하는 부분이 많습니다. 즉, 스트레스로 근육이 경직되면 그 근육과 관련된 경락의 흐름도 막히고, 뭉친 근육을 풀어 이완해주면 경락의 흐름도 개선된다고 생각할 수 있어요.

이 책에서 소개하는 요가는 경직된 근육과 막힌 경락을 풀어주는 상승효과로 심신의 스트레스를 원활하게 해소해줍니다.

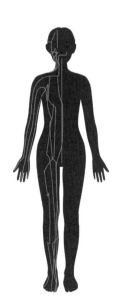

Part 1

스트레스 유형별
추천 스트레칭 요가

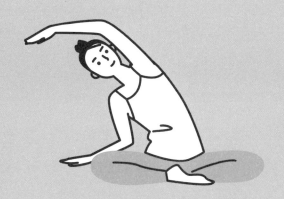

스트레스로 딱딱하게 뭉친 근육을 요가로 풀어줍니다.
한 가지 자세에 머무는 시간은 1~2분 정도예요.
근육과 함께 굳어버린 마음까지 말랑해지는 상쾌한 기분을 만끽해볼까요?

알아두면 더욱 효과 UP!

스트레스·자율신경·요가의 상관관계

뭉친 근육을 푸는 데는 스트레칭이나 마사지도 효과적인데, 왜 하필 요가를 추천하느냐고요? 그 이유는 바로 요가가 자율신경 조절에 도움을 주기 때문입니다.

그렇다면 자율신경이란 무엇일까요? 우리 몸에는 의식을 통해 움직일 수 있는 영역과 움직이지 못하는 영역이 있어요. 스트레스로 몸이 움츠러들거나 심박수가 빨리지는 현상은 우리가 마음대로 조절하지 못하는 영역이며, 이와 관련된 조절은 자율신경이 맡고 있습니다.

자율신경에는 몸을 흥분시키는 교감신경과 안정시키는 부교감신경이 존재하며 이 둘의 균형이 잘 맞아야 건강한 상태를 유지할 수 있어요. 스트레스를 받으면 교감신경이 활성화되는데, 이로 인해 몸에 나타나는 다양한 증상을 바로잡고 혼란스러운 마음을 가라앉히려면 안정에 도움이 되는 부교감신경을 활성화시킬 필요가 있습니다. 심박수를 의도적으로 낮출 수는 없지만, 뻣뻣하게 굳은 근육을 이완시켜 혈류 상태를 좋게 만들 수는 있으니까요. 호흡을 의식하며 불필요한 힘을 빼는 요가를 하면 부교감신경이 활성화되어 스트레스 해소에 도움이 됩니다.

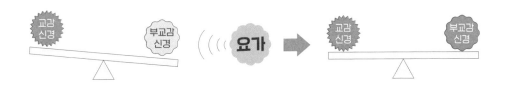

스트레스를 받으면 교감신경이 활성화된다

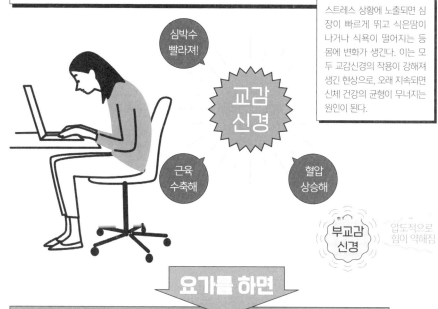

심박수 빨라져!

교감 신경

스트레스 상황에 노출되면 심장이 빠르게 뛰고 식은땀이 나거나 식욕이 떨어지는 등 몸에 변화가 생긴다. 이는 모두 교감신경의 작용이 강해져 생긴 현상으로, 오래 지속되면 신체 건강의 균형이 무너지는 원인이 된다.

근육 수축해

혈압 상승해

부교감 신경 압도적으로 힘이 약해짐

요가를 하면

요가로 부교감신경을 활성화한다

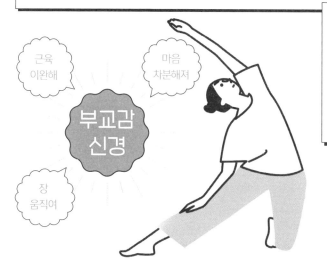

근육 이완해

마음 차분해져

부교감 신경

천천히 심호흡을 하거나 시원해질 정도로 근육을 늘이는 행위는 부교감신경의 작용을 의식적으로 높일 수 있는 몇 안 되는 방법이다. 이 두 가지 행위를 동시에 한다는 점이 요가의 강점! 부교감신경이 활성화되면 몸과 마음이 한결 편안해진다.

장 움직여

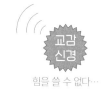

교감 신경 힘을 쓸 수 없다…

요가를 더 잘할 수 있는 비결

요가 초보라 걱정되나요?
스트레스를 풀기위해 요가를 시작했는데, 요가로 스트레스를 받으면 안돼죠.
숨쉬기만 잘해도 절반은 성공입니다.

호흡과 동작을 맞추는 연습

4초에 걸쳐 코로 숨을 마시며 팔을 머리 위로 올리고,
4초에 걸쳐 코로 내쉬며 팔을 내립니다.
이 동작을 반복해 호흡에 맞춰 움직임을 주도하는 감각을 배워보세요!

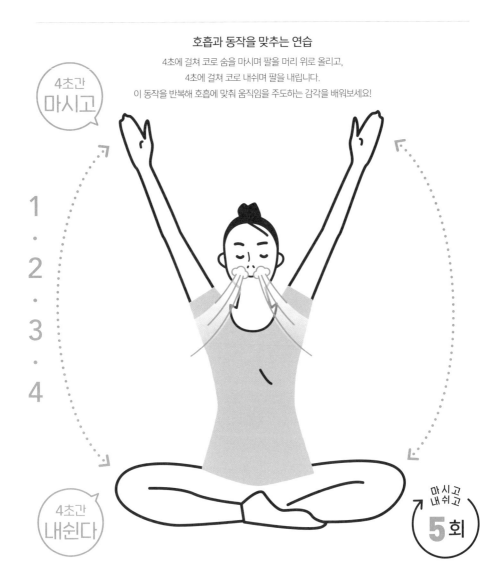

4초간
마시고

4초간
내쉰다

1
·
2
·
3
·
4

마시고
내쉬고
5회

TIP 1 코로 숨을 마시고 내쉰다

코로 숨을 마시고, 내쉬는 게 요가의 기본 호흡입니다. 코로 숨 쉬는 걸 의식하기만 해도 호흡 속도가 느려지고, 편안한 상태에 들어설 수 있어요. 우선 마시고 내쉬기를 각각 4초간 해보고 익숙해지면 되도록 더 천천히 길게 호흡해보세요.

TIP 2 호흡에 맞춰 동작을 이끌어보자

숨을 마시면서 한 번에 몸을 일으켜 세우고, 숨을 내쉬면서 몸을 비트는 등 호흡에 맞춰 움직이면 자세를 취하기 쉬워져요. 처음에는 동작에 신경 쓰느라 나도 모르게 호흡을 잊고 있을 때가 많을 거예요. 호흡이 끊기지 않도록 의식하는 것만으로도 충분합니다.

TIP 3 어느 부위가 늘어나는지 의식하기

같은 자세를 취할 때도 발끝에 체중을 싣는지, 발뒤꿈치에 체중을 싣는지 등 사소한 차이에 따라 늘어나는 근육이 달라집니다. 효과를 높이려면 어디가 이완되고 있는지 의식하며 움직여야 해요. 이완하고 싶은 근육을 염두에 두면 그 부분이 더욱 잘 늘어날 거예요.

TIP 4 몸의 감각에 집중하기

'이 근육이 늘어나고 있다' '숨을 마시고 내쉰다'와 같이 몸의 감각에만 집중해보세요. 몸의 감각에 집중할수록 '지금 여기에 있는 나 자신'만 의식하게 됩니다. 평소의 업무나 집에서의 역할 등에서 벗어날 수 있어 스트레스로부터 해방될 수 있어요.

TIP 5 먼저 웅크리는 자세를 취하면 근육이 잘 늘어난다

선 채로 점프하는 것보다 웅크렸다가 점프하면 훨씬 높이 뛸 수 있죠. 근육도 마찬가지예요. 뻣뻣하게 뭉친 근육을 이완하기 전에 수축시킨 뒤 이완하면 훨씬 더 잘 늘어납니다. 근육을 수축하는 자세도 소개하고 있으니 이완 동작에 익숙해지면 근육 이완 전에 근육 수축 자세도 꼭 시도해보세요.

24시간 남에게 맞춰서 살아가는
분위기에 민감한 사람

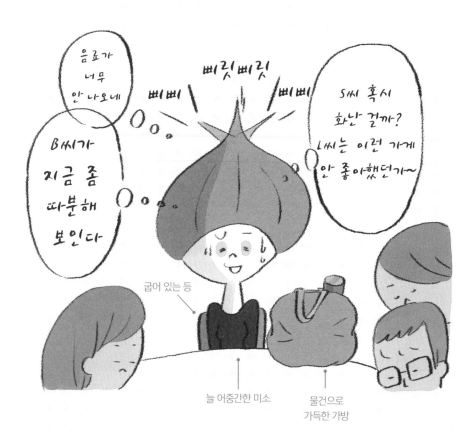

음표가 너무 안 나오네

삐삐

삐릿삐릿

삐삐

S씨 혹시 화난 걸까?
N씨는 이런 가게 안 좋아했던가~

B씨가 지금 좀 따분해 보인다

굽어 있는 등

늘 어중간한 미소

물건으로 가득한 가방

┌─ 특 징 ─┐

• 자신이 하고 싶은 말보다 상대방이 듣고 싶어 하는 말을 하게 된다

• 휴식 시간에는 SNS에서 '좋아요'를 누르는 데 허비한다

• 제안을 거절하거나 물건을 버리는 일에 서툴다

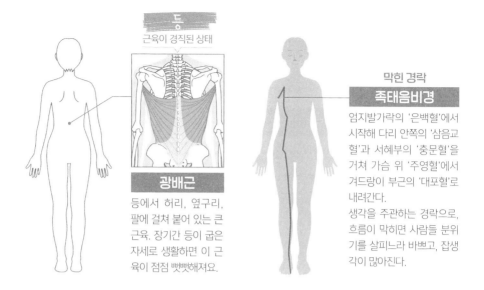

등
근육이 경직된 상태

광배근
등에서 허리, 옆구리, 팔에 걸쳐 붙어 있는 큰 근육. 장기간 등이 굽은 자세로 생활하면 이 근육이 점점 뻣뻣해져요.

막힌 경락
족태음비경
엄지발가락의 '은백혈'에서 시작해 다리 안쪽의 '삼음교혈'과 서혜부의 '충문혈'을 거쳐 가슴 위 '주영혈'에서 겨드랑이 부근의 '대포혈'로 내려간다.
생각을 주관하는 경락으로, 흐름이 막히면 사람들 분위기를 살피느라 바쁘고, 잡생각이 많아진다.

[스트레스 특징]
상대에게 맞추느라 자신은 늘 뒷전

'저 사람은 이렇게 해주길 바랄거야' '이런 말을 하면 분위기가 안 좋아지려나?'와 같이 타인의 기분이나 주변 분위기를 살피고 이를 우선시하는 상냥한 사람이에요. 하지만 이 상냥한 마음이 자신에겐 해가 되기도 합니다. 나서서 야근을 하거나 늘 불평불만을 들어주는 등 손해 보는 역할을 떠안기 일쑤지요. 또 필요한 것과 불필요한 것을 잘 구분하지 못해 '아까워' '버리면 언젠가 후회할지도 몰라' 하며 무엇이든 보관해두는 탓에 집이나 가방 안이 정돈되어 있지 않아요. '버릴 바에야 내 배 속에 버리자' 하며 필요 이상으로 칼로리를 섭취해 통통한 체형인 사람도 많습니다.

[몸의 변화]
굽어버린 새우등이 면역력을 저하시킨다

항상 상대방의 기분을 살피다 보면 조각상 '생각하는 사람'처럼 점차 등이 굽기 쉬워요. 등이 굽은 자세가 오래 지속되면 광배근이 경직되면서 가슴이 오므라듭니다.
척추와 척추 사이에는 장기와 연결되는 중요한 신경이 흐르고 있어요. 등이 굽으면 척추와 척추 사이의 공간이 좁아져 신경이 눌리게 되면서 장기의 기능이 떨어져 머리가 무겁게 느껴지고, 어깨가 결리거나 감기에 잘 걸리는 등 건강에 적신호가 나타납니다.
또 광배근은 멀리 있는 물건을 잡기 위해 팔을 뻗고 당길 때 쓰는 근육입니다. 이 근육이 뻣뻣해지면 정신적으로도 '원하는 것을 스스로 끌어당기는 힘'이 약해져 늘 수동적이게 됩니다.

실 꿰기 자세

우르드바 무카 파사아사나 Urdhva Mukha Pasasana

STEP **1**

양손과 양 무릎으로 기는 듯한 자세를
취합니다(일명, 테이블 자세).
양손은 어깨 너비로, 양 무릎은 골반 너비로 벌려
바닥을 짚어요.

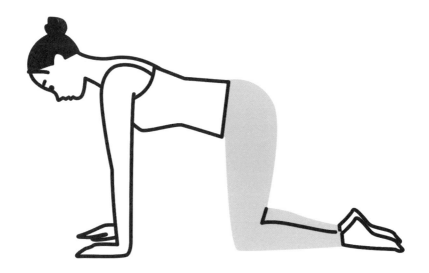

이러한 증상에도 효과 있어요!　　　등 결림　　요통　　면역력 저하

STEP 2

오른팔을 왼쪽 어깨 아래로 최대한 뻗어 넣습니다.
이 상태에서 호흡을 5회 유지하세요.

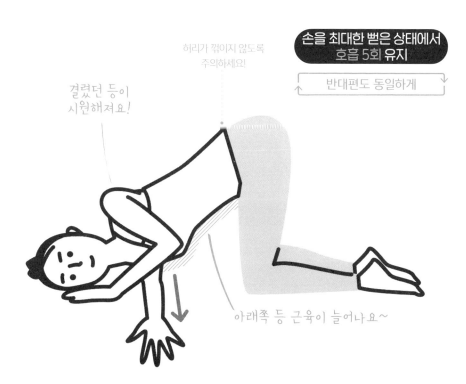

결렸던 등이
시원해져요!

허리가 꺾이지 않도록
주의하세요!

**손을 최대한 뻗은 상태에서
호흡 5회 유지**

반대편도 동일하게

아래쪽 등 근육이 늘어나요~

좌우 각
5회
호흡

✔️ Point!

어깨 뒷부분을 바닥에 붙인 채 심호흡한다

등을 크게 비틀면 굽은 등으로 뻣뻣해진 광배근에 자극이 갑니다. 어깨 뒷부분을 바닥에 붙이려고 의식하면 뭉친 근육이 더욱 잘 풀려요. 가슴 윗부분과 옆구리가 늘어나면서 호흡이 깊어지는 것도 느껴보세요.

아래를 향한 개 자세 아도 무카 스바나아사나 Adho Mukha Svanasana

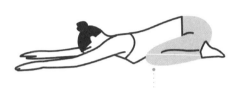

STEP 1

무릎을 꿇고 앉은 상태에서
무릎을 좌우로 벌립니다.
상체를 앞으로 숙이며
팔을 앞으로 쭉 뻗습니다.

몸통이 들어갈 정도로
양 무릎을 넓게 벌립니다

등 근육이
이완돼요

STEP 2

까치발을 들어 엉덩이를
위로 올립니다.
등을 쭉 펴주세요.

무릎은 굽혀도
괜찮습니다

**엉덩이를 든 상태에서
호흡 5회 유지**

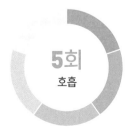

5회
호흡

✓ Point!

무릎은 굽혀도 등은 일직선을 유지한다

등 근육 스트레칭에 효과가 큰 자세예요. 허벅지 뒷면과 무릎 주변 근육이 많이 수축된 상태라면 손과 다리 사이를 더 벌리거나 무릎을 굽혀보세요. 한결 편해질 거예요. 등이 둥글게 말리지 않고 손끝부터 엉덩이까지 일직선이 되도록 의식하며 자세를 취해야 뭉친 등 근육이 풀려요.

등 근육 스트레칭 요가 전에 | 살라바 아사나 Salabhasana

메뚜기 자세

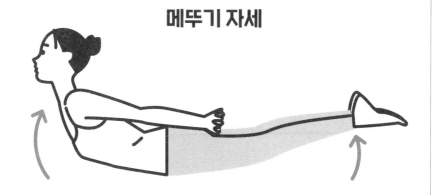

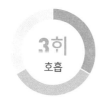

3회
호흡

상체와 다리를 동시에 들어 등 근육을 꽉 조이자

엎드린 다음 양손을 등 뒤로 가져와 깍지 낍니다. 무릎을 펴고, 들숨에 상체와 다리를 동시에 들어 올려유 학 수 있다며 허벅지까지 온리기 어렵다면 무릎 부위까지만 올린 상태에서 호흡을 3회 유지합니다. 등 근육이 꽉 조여드는 것을 느껴보세요.

분위기에 민감한 사람이 마음의 평온을 찾는 비결

비결 1 행동 방식

몸짓을 큼직하게, 오버하듯 움직인다

보폭을 넓혀 걷거나 인사할 때도 손을 크게 흔드는 등 일상생활 속에서 동작을 큼직큼직하게 해보세요. 경직된 등 근육이 이완됩니다. 몸짓을 크게 취하면 상대방에게 마음이 더욱 잘 전달되기도 해요!

비결 2 사고방식

'좋다' '싫다'의 경계선을 세운다

무엇이든 받아들이기만 하면 내가 정말 좋아하는 것은 물론이고, 무언가를 소중히 하고 싶은 마음마저 잃어버리기 쉬워요. '싫다' '하고 싶지 않다'고 말하는 게 부담스럽다면 적어도 내 마음속으로는 좋고 싫음을 명확하게 구분해두세요.

비결 3 나를 지켜주는 말

"내가 스스로 선택하고 있어요"

타인을 위해 내가 원하는 일을 참는 건 괴롭지요. '나보다 상대를 우선한다'는 선택지를 고른 당사자는 다름 아닌 나 자신입니다. "내가 스스로 선택하고 있어요"라고 마음속으로 되뇌어보세요. 지금과는 다른 선택을 하게 될 거예요.

'좋아요' 숫자에 목숨 건

타인과 자꾸 비교하는 사람

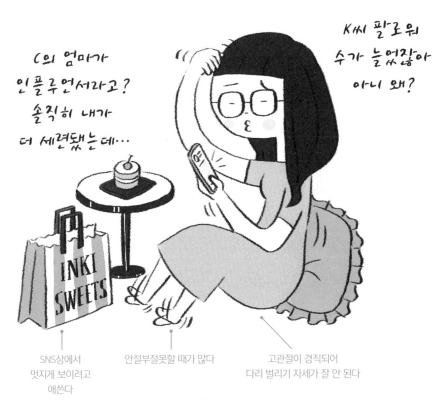

C의 엄마가
인플루언서라고?
솔직히 내가
더 세련됐는데…

K씨 팔로워
수가 늘었잖아
아니 왜?

INKI
SWEETS

SNS상에서
멋지게 보이려고
애쓴다

안절부절못할 때가 많다

고관절이 경직되어
다리 벌리기 자세가 잘 안 된다

특 징

- 상대방이 메시지를 읽고 10분 내에 답장을 안 하면 무시당했다고 생각한다
- "요새 이게 인기래"라는 말을 들으면 관심이 없었다가도 탐이 난다
- 쉽게 질투를 느끼는 성격을 고치고 싶다

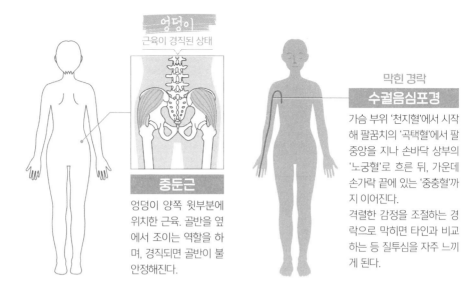

엉덩이
근육이 경직된 상태

중둔근

엉덩이 양쪽 윗부분에 위치한 근육. 골반을 옆에서 조이는 역할을 하며, 경직되면 골반이 불안정해진다.

막힌 경락
수궐음심포경

가슴 부위 '천지혈'에서 시작해 팔꿈치의 '곡택혈'에서 팔 중앙을 지나 손바닥 상부의 '노궁혈'로 흐른 뒤, 가운데 손가락 끝에 있는 '중충혈'까지 이어진다.
격렬한 감정을 조절하는 경락으로 막히면 타인과 비교하는 등 질투심을 자주 느끼게 된다.

[스트레스 특징]

타인과 비교하는 내가 싫지만 멈출 수 없다!

사람들을 비교하다 보면 나의 가치도 평가하게 되는 건 당연해요. 문제는 상대의 뛰어난 면, 자신의 열등한 면만 눈에 들어와 '저 사람이 나보다 더 대단해' 하고 풀 죽을 때가 많다는 것. 비교하지 않으면 될 일이라고 생각하면서도 '좋아요' 숫자가 얼마나 되는지 신경 쓰고, '다른 사람에게는 댓글을 달아주면서 내 거는 그냥 지나쳤잖아!' 하면서 하루 종일 SNS를 들여다봅니다. 인사를 받아주지 않았다고 '내가 싫은가 보다'하고 넘겨짚는 등 사소한 일도 과장해서 받아들여요. 주변에 휩쓸리고 싶지 않아도 사람들의 행동이나 말이 신경 쓰여 안절부절못하고요. 그리고 그러한 자신에 대한 혐오가 끊이질 않습니다.

[몸의 변화]

엉덩이가 경직되고 골반은 불안정해진다

타인과 나를 자꾸 비교하다 보면 스트레스가 쌓여 엉덩이 주변이 경직됩니다. 특히 중둔근이 딱딱해져 골반이 불안정해져요. 사람이 태어나 자라면서 목 다음으로 자리 잡히는 게 허리 부위인 것처럼, 골반은 몸의 중심을 잡아주는 매우 중요한 부위예요. 골반이 흔들리면 주변 사람들의 말과 행동이 신경 쓰이고 늘 안절부절못하게 됩니다. 엉덩이 근육 주변이 불안정하면 요통이나 여성 호르몬과 관련된 증상도 나타날 수 있어요. 월경통이나 월경전증후군(PMS)을 겪기도 합니다. 또 엉덩이와 연결되는 고관절 주변도 함께 뻣뻣해져요. 고관절의 유연성은 마음의 유연성과 관련이 있어, 이곳이 경직되면 마음의 문도 닫히기 쉽습니다.

반 물고기 신 자세

아르다 마첸드라아사나 Ardha Matsyendrasana

STEP 1

다리를 쭉 펴고 앉아 왼쪽 무릎을 세웁니다.

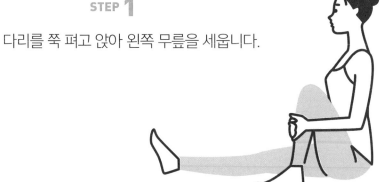

STEP 2

왼발을 오른쪽 무릎 바깥에 두고,
오른쪽 팔꿈치를
왼쪽 무릎 바깥에 댑니다.
왼손으로는 바닥 뒷면을 짚어요.

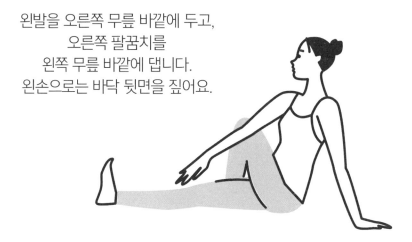

이러한 증상에도 효과 있어요!   요통   월경통   월경전증후군

들숨에 등을 곧추세우고
날숨에 상체를 왼쪽으로 비틉니다.

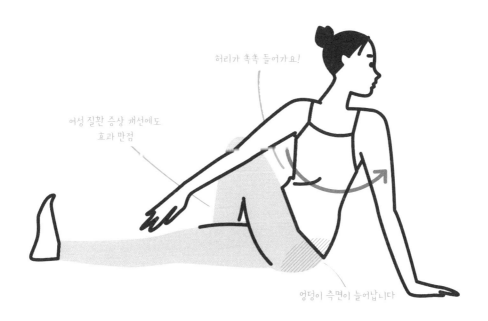

허리가 쏙쏙 들어가요!

여성 질환 증상 개선에도
효과 만점

엉덩이 측면이 늘어납니다

비튼 상태에서 호흡 5회 유지

반대편도 동일하게

좌우 각
5회
호흡

✓ **Point!**

팔꿈치와 무릎으로 서로 밀어낸다

경직된 엉덩이 근육을 풀어주는 자세입니다. 세운 무릎이 밀리지 않고 수직이
되도록 신경 써주세요. 팔꿈치에 밀려 무릎이 넘어가면 엉덩이 근육이 풀리지
않아요. 등을 쭉 세우면 상체가 더욱 비틀어져서 엉덩이 근육이 더 잘 풀려요.

소 얼굴 자세

고무카아사나 Gomukhasana

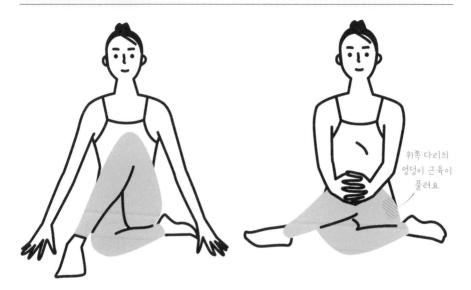

위쪽 다리의
엉덩이 근육이
풀려요

STEP 1

다리를 쭉 뻗고 앉아요.
왼쪽 무릎을 세워 오른쪽 무릎 바깥에 두어
두 다리를 교차시킵니다.
아래에 놓인 오른쪽 무릎도 구부립니다.

STEP 2

양쪽 발뒤꿈치를 엉덩이 옆으로 끌어와
양 무릎이 위아래로 나란히 오게 합니다.
깍지 낀 양손으로 왼쪽 무릎을 감싸고
몸 쪽으로 끌어당기며 등을 쭉 펴세요.

등을 쭉 편 상태에서 호흡 5회 유지   반대편도 동일하게

좌우 각
5회
호흡

✔ Point!

양쪽 엉덩이를 바닥에 붙인 상태를 유지한다

다리를 꼰 상태에서 뒤꿈치를 엉덩이로 끌어올 때, 중둔근이 뻣뻣하면 앞의 두 무릎
이 위아래로 정확히 맞물리지 않아요. 그러니 엉덩이를 바닥에서 확실히 붙인 상태
에서 포갤 수 있는 데까지만 당겨주세요. 단, 등은 확실히 쭉 펴세요.

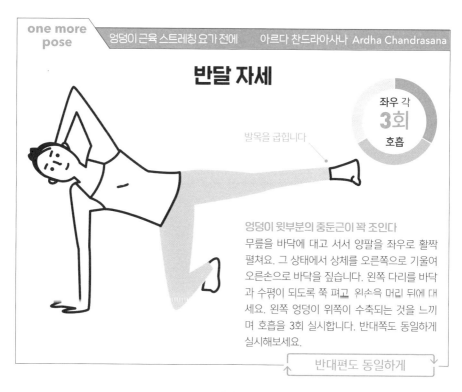

엉덩이 근육 스트레칭 요가 전에   아르다 찬드라아사나 Ardha Chandrasana

반달 자세

좌우 각
3회
호흡

발목을 굽힙니다

엉덩이 윗부분의 중둔근이 꽉 조인다
무릎을 바닥에 대고 서서 양팔을 좌우로 활짝 펼쳐요. 그 상태에서 상체를 오른쪽으로 기울여 오른손으로 바닥을 짚습니다. 왼쪽 다리를 바닥과 수평이 되도록 쭉 펴고 왼손을 머리 뒤에 대세요. 왼쪽 엉덩이 위쪽이 수축되는 것을 느끼며 호흡을 3회 실시합니다. 반대쪽도 동일하게 실시해보세요.

반대편도 동일하게

타인과 자꾸 비교하는 사람이 마음의 평온을 찾는 비결

비결 1 행동 방식

혼자서도 할 수 있는 취미에 몰두한다
SNS를 잊을 만큼 푹 빠져들 만한 일을 찾아보세요. 만화책 보기나 컬러링, 근육 트레이닝, 뜨개질 등 무엇이든 좋습니다. 다른 사람과 비교하지 않고 즐길 수 있는 시간을 소중하게 여겨주세요.

비결 2 사고방식

나를 행복하게 만들 사람은 나 자신뿐
요가에는 '나를 만족시킬 사람은 오직 나 자신'이라는 가르침이 있습니다. 더 이상 다른 사람에게 가치 평가를 맡기지 마세요. '맛있다' '즐겁다'와 같이 일상 속 소소한 만족감에 집중해보세요.

비결 3 나를 지켜주는 말

"나는 나 자신에게 만족하고 있어요"
나에 대한 만족감이 높을 때는 타인과 비교하려 들지 않습니다. '요가를 하니 기분이 좋다' '이 디저트 맛있네'와 같이 긍정적인 감정을 만끽해보세요. 감정을 그냥 흘려보내지 말고 내가 언제 만족스러워지는지 세심하게 살펴보세요.

지난 일을 신경 쓰며 계속 연연해하는
후회 속에 사는 사람

싫었던 기억을 한 순간에
떠올릴 수 있다

쓸데없이 왜 그런 말을 했지
분명 내가 싫어졌을 거야...
7년 전 그때도...
신경 쓰여 잠이 안 와
아, 괴롭다...

끙끙

변비에 자주 걸린다

O자 다리일 확률이 높다

特 徵

• 지금까지 살아오면서 후회되는 일을 10가지는 즉시 언급할 수 있다

• 쓸데없는 말을 덧붙이는 스타일이라고 생각한다

• 머릿속에 '만약 그때 그랬다면'이 계속 맴돌고 있다

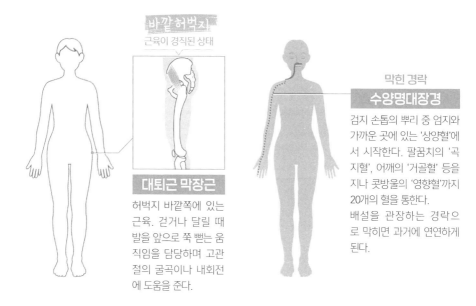

바깥허벅지
근육이 경직된 상태

대퇴근 막장근

허벅지 바깥쪽에 있는
근육. 걷거나 달릴 때
발을 앞으로 쭉 뻗는 움
직임을 담당하며 고관
절의 굴곡이나 내회전
에 도움을 준다.

막힌 경락
수양명대장경

검지 손톱의 뿌리 중 엄지와
가까운 곳에 있는 '상양혈'에
서 시작한다. 팔꿈치의 '곡
지혈', 어깨의 '거골혈' 등을
지나 콧방울의 '영향혈'까지
20개의 혈을 통한다.
배설을 관장하는 경락으
로 막히면 과거에 연연하게
된다.

[스트레스 특징]

실패로 인한 트라우마 때문에 늘 소극적으로 생각한다

과거의 실패로 인한 트라우마가 스트레스의 원인이에요. '누구나 실패를 겪는 법이고, 다음 기회가
왔을 때 이 경험을 잘 살리면 돼'와 같이 긍정적인 생각을 하지 못합니다. 실패한 자신은 무엇을 해
도 안 될 거라고 여기며 스스로를 낮게 평가하지요. 다시 도전할 때도 '같은 실패를 반복할 게 뻔해'
라는 생각에 휩싸여 즐겁게 임하지 못합니다. 부정적인 면만 바라보는 습관이 있어서 일을 훌륭하게
해내도 순수하게 기뻐하지 못하고 안 좋았던 점에만 빠져들고 자책합니다. 오늘 듣고 상처 받았던
말과 자신이 내뱉은 쓸데없는 말 한마디가 머릿속을 점령해 잠들기 전까지도 마음이 혼란스러워요.

[몸의 변화]

허벅지 바깥쪽이 붓고, 다리가 외회전되어 O자형 다리로

실패한 경험을 계속 마음속에 담아둔 채 트라우마에 갇혀 지낸다면 마음에도 변비가 생긴 것으로
볼 수 있어요. 수양명대장경이 막혀 실제로 변비에 자주 걸리고요. 이렇게 과거에 연연하며 불필요
한 걱정을 할 때 허벅지가 경직됩니다. 허벅지 근육이 뻣뻣해지면 고관절부터 무릎까지 바깥으로
벌어져 O자 다리가 되기 쉬워요. 앞으로 숙이는 자세를 취할 때도 다리가 바깥으로 벌어진다면 허
벅지 근육이 뻣뻣해지고 있다는 신호입니다. 허벅지는 아래로는 종아리, 위로는 골반과 연결된 부
위라서 틀어지면 신체 위아래 모두 악영향을 끼치게 됩니다. 팔자걸음이 되거나 요통 혹은 무릎 통
증으로 고생할 가능성도 높아요.

누워 비틀기 자세

숩타 마첸드라아사나 Supta Matsyendrasana

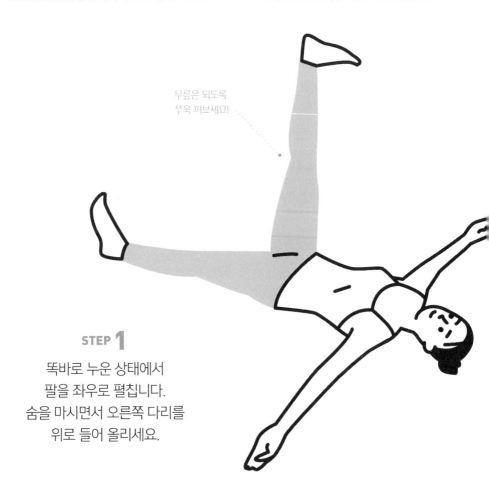

무릎은 되도록
쭈욱 펴보세요!

STEP **1**

똑바로 누운 상태에서
팔을 좌우로 펼칩니다.
숨을 마시면서 오른쪽 다리를
위로 들어 올리세요.

이러한 증상에도 효과 있어요! 변비   부종   무지 외반증 숨을 내쉬며 오른쪽 다리를 왼쪽으로 넘깁니다.

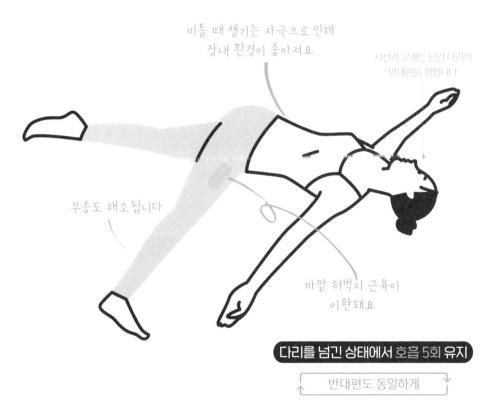

비틀 때 생기는 자극으로 인해
장내 환경이 좋아져요

시선과 고개는 넘긴 다리의
반대편을 향합니다

부종도 해소됩니다

바깥 허벅지 근육이
이완돼요

다리를 넘긴 상태에서 호흡 5회 유지

반대편도 동일하게

좌우 각
5회
호흡

✔️ **Point!**

쭉 편 다리를 시선과 반대 방향으로 넘긴다

불필요한 걱정을 많이 하는 사람일수록 경직되기 쉬운 허벅지의 바깥 근육을 풀어줍니다. 다리를 시선과 반대쪽으로 넘기면 허벅지 근육이 쭉 늘어나요. 다리가 일직선에 가까울수록 근육이 확실히 늘어나니 무릎을 굽히지 않도록 신경 써주세요.

이너 사이 리프트 변형 자세

STEP **1**

양쪽 다리를 쭉 펴고 앉아
왼쪽 무릎을 세웁니다.

STEP **2**

왼쪽 발을 오른쪽 다리
바깥에 둡니다.
상체를 오른쪽으로 틀어
양손으로 바닥을 짚습니다.

STEP **3**

오른쪽 다리를 뒤로 당기면서
상체를 곧게 세웁니다.

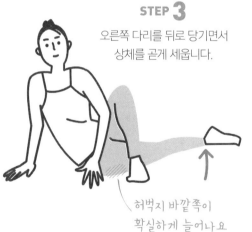

허벅지 바깥쪽이
확실하게 늘어나요

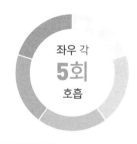

좌우 각
5회
호흡

✔ Point!

쭉 뻗은 다리를 뒤로 당기면서 척추를 세운다

다리의 각도나 중심이 바뀌면 이완되는 부위가
달라지니 주의하세요. 쭉 뻗은 다리를 뒤쪽으로
당기는 것이 이 자세의 포인트예요. 체중을 엉덩
이가 아닌 배꼽 부위에 싣고 척추를 확실하게 세
워야 합니다. 허리가 뒤로 밀리지 않도록 유의하
세요.

상체를 비튼 상태에서 호흡 5회 유지

반대편도 동일하게

바깥 허벅지 근육 스트레칭 요가 전에　아난타아사나 변형 Anantasana Variation

옆으로 누워 다리 올리기 자세

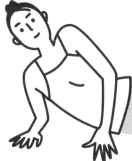

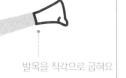

발목을 직각으로 굽혀요

손가락과 발가락이 모두 몸과 같은 방향을 향하도록!

오른쪽을 향해 옆으로 누운 뒤 오른쪽 팔꿈치를 바닥에 붙여 상체를 들어 올립니다. 손가락 끝은 몸과 같은 방향을 향합니다. 양쪽 발목은 굽혀 반 가락 끝도 같은 방향을 향하게 합니다. 이 상태에서 왼쪽 다리를 30도 정 도 올려 허벅지 바깥쪽이 수축하는 것을 느끼며 호흡을 3회 유지합니다. 반대편도 동일하게 실시해요.

좌우 각
3회
호흡

반대편도 동일하게

후회 속에 사는 사람이 **마음의 평온을 찾는 비결**

비결
1 **행동 방식**

방을 자주 청소한다

'내려놓다'라는 말은 요가의 핵심 어휘예요. 불필요한 물건을 처분하고 평소 생 활하는 공간을 깨끗하게 유지하면 과거의 실패에 집착하는 마음을 흘려보낼 수 있어요. 걸레질을 하다 보면 약해진 바깥 허벅지 근육이 단련됩니다!

비결
2 **사고방식**

지금 눈앞에 있는 것에 집중한다

'이렇게 했더라면 좋았을 텐데'라는 후회는 생각이 과거에, '분명 또 실패할 텐 데'라는 예측은 생각이 미래에 있어, 둘 다 '지금 여기'를 바라보지 못하고 있는 상태입니다. 음식의 간을 보거나 노래를 듣는 등 지금의 오감에 집중하는 습관 을 길러보세요.

비결
3 **나를 지켜주는 말**

"무엇이 중요한지 잘 알고 있습니다"

요가에서는 '이해와 내려놓기는 동시에 일어난다'고 봅니다. 무엇이 중요한지 깨닫지 못하면 계속 붙들고 있게 되니까요. 잊어서는 안 될 일, 흘려보내도 되는 일을 잘 구별하는 것이야말로 후회라는 감정을 내려놓기 위한 첫걸음입니다.

귀찮아서 아무것도 하기 싫다!
번아웃과 무기력에 시달리는 사람

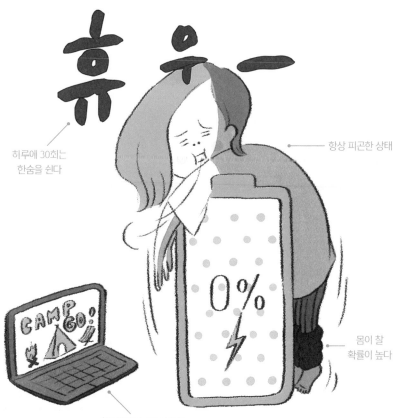

히루에 30회는
한숨을 쉰다

항상 피곤한 상태

몸이 찰
확률이 높다

활동적으로 살고 싶다는
생각은 한다

특징

- 항상 마음속으로 '나른해' '번거로워' '귀찮아'라고 중얼거린다
- 취미가 하나도 없다
- 기대하던 일정도 막상 당일이 되면 취소하고 싶어진다

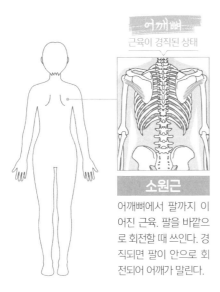

어깨뼈

근육이 경직된 상태

소원근

어깨뼈에서 팔까지 이어진 근육. 팔을 바깥으로 회전할 때 쓰인다. 경직되면 팔이 안으로 회전되어 어깨가 말린다.

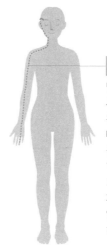

막힌 경락

수소양삼초경

넷째 손가락의 손톱 뿌리 중 새끼 손가락과 가까운 곳에 위치한 '관충혈'에서 시작한다. 어깨의 '견료혈'까지 팔 뒷부분을 타고 흘러 귓불 뒤 '예풍혈'을 지나 귀 바깥쪽을 거쳐 눈썹 끝부분 '사죽공혈'까지 이어진다.
열을 주관하는 경락으로 막히면 기운이 없어진다.

[스트레스 특징]

'마지못해 한다'는 생각에 지배당한다

의욕이 없어 무슨 일이든 자발적으로 임하지 못합니다. '누가 시켜서 하는 이런 일은 하고 싶지 않아'라고 생각하며 억지로 하고 있습니다. 이는 회사나 집에서는 물론, 놀 때도 마찬가지예요. 기대하던 외출도 막상 날짜가 다가오면 '귀찮다' '취소해버릴까'하는 마음과 싸우며 겨우겨우 나가곤 합니다. 그렇다고 집에서 딱히 하고 싶은 일이 있는 것도 아니어서 그저 빈둥빈둥 지내요. 아무것도 안 했음에도 불구하고 피곤에 절어서 또 다시 우울하게 월요일을 맞이하는 나날을 반복합니다.

[몸의 변화]

어깨가 말려 어깨 결림이나 오십견 증상이 생긴다!

무기력이라는 스트레스와 깊은 관계가 있는 부위는 어깨뼈 주변에 있는 소원근이에요. 무기력해지면 여기가 가장 먼저 뻣뻣해집니다. 소원근이 정상이면 팔은 적당하게 바깥으로 회전된 위치에 놓이지만 경직되면 어깨가 안으로 말리고, 가슴을 활짝 펼 수 없게 됩니다. 가슴은 오므라들고, 등은 굽고 호흡이 짧아지는 등 말린 어깨는 신세 전반에 악영향을 끼치지요. 게다가 등이 굽으면 시선이 아래를 향하기 때문에 기분도 우울해져 의욕을 더욱 잃기 쉬워요. 소원근은 어깨를 안정시키는 근육이기 때문에 뭉치면 어깨 결림이나 목 결림, 오십견같이 어깨 주변에 통증을 유발해요.

팔꿈치를 당기는 자세

STEP **1**

책상다리로 앉아
왼쪽 손등을 허리에 댑니다.

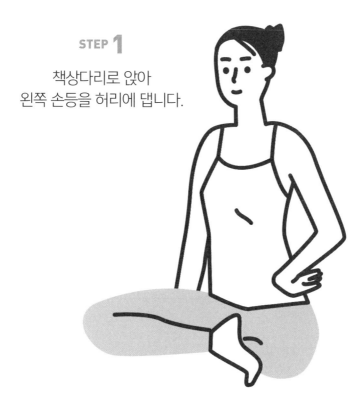

이러한 증상에도 효과 있어요!

(어깨 결림) (목 결림) (오십견)

오른손으로 왼쪽 팔꿈치를
잡고 당깁니다.

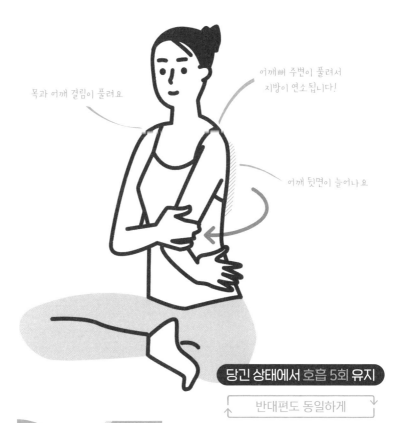

어깨뼈 주변이 풀려서
지방이 연소 됩니다!

목과 어깨 결림이 풀려요

어깨 뒷면이 늘어나요

당긴 상태에서 호흡 5회 유지

반대편도 동일하게

✔ Point!

어깨 관련 통증까지 함께 해소할 수 있다!

좌우 각
5회
호흡

소원근은 어깨뼈부터 팔에 걸쳐 붙어 있는 근육이기 때문에 어깨 뒷면을 앞으로
당기면 소원근이 이완돼요. 팔꿈치를 당길 때 상체는 정면을 향한 상태를 유지
하세요. 이 자세를 취하고 나면 어깨가 한결 시원해질 거예요!

무릎으로 팔꿈치를 누르는 자세

말라아사나 변형
Malasana Variaiton

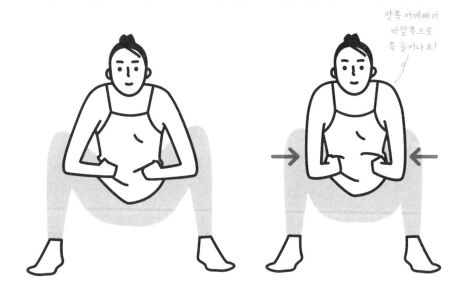

양쪽 어깨뼈가
바깥쪽으로
쭉 늘어나요!

STEP **1**

다리를 넓게 벌리고 서서
무릎을 굽혀 쪼그려 앉아요.
양쪽 손등을 허리에 대고,
무릎 사이에 팔꿈치를 끼웁니다.

STEP **2**

무릎을 안쪽으로 당기며
팔꿈치를 누릅니다.

**적당하다고 느껴지는 강도에 머물며
호흡 5회 유지**

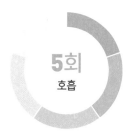

5회
호흡

✔ Point!

적당히 스트레칭되도록 무릎의 힘을 조절한다

무릎으로 양 팔꿈치를 감싸 눌러, 좌우 소원근을 한 번에 쭉 늘이는 자세예요. 통증을 참아야 할 정도로 지나치게 누르면 오히려 근육이 뻣뻣해지니 무릎의 힘을 조절해 시원하게 느껴지는 지점에 머물며 소원근을 제대로 늘여보세요.

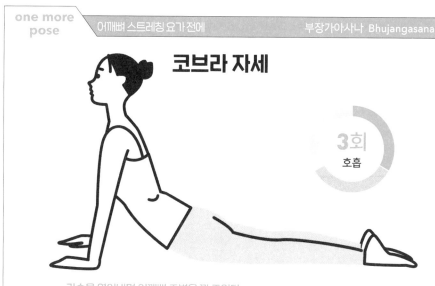

코브라 자세

3회
호흡

가슴을 열어내며 어깨뼈 주변을 꽉 죄인다

엎드려 누운 자세에서 가슴 옆에 손을 짚어요. 숨을 마시며 양팔을 펴서 상체를 일으킵니다. 허리를 너무 젖히기보다 뒤쪽 어깨가 수축되고 있는 지 의식해보세요. 이 상태에서 호흡을 3회 유지합니다.

번아웃과 무기력에 시달리는 사람이 **마음의 평온**을 찾는 비결

비결 1 행동 방식

루틴을 바꿔본다

매일 같은 루틴을 반복해도 기력이 점점 떨어집니다. 우선 매번 마시던 커피를 다른 종류로 바꿔보거나 섬유유연제의 향을 바꿔보는 등 틀에 박힌 일상에 새로운 기운을 불어넣어 주세요.

비결 2 사고방식

'할 수 있다'는 믿음을 가지고 다음 행동을 정한다

요가에는 '생각하지 않으면 무능해진다'는 말이 있습니다. '할 수 없다'고 생각하는 순간 모든 것이 멈춰버려요. 우선 '할 수 있다'라고 생각해야 합니다. 그래야 비로소 실행하기 위해 무엇부터 하면 좋을지 생각할 수 있어요.

비결 3 나를 지켜주는 말

"나는 즐기며 행동합니다"

요가에서는 있는 그대로의 자신을 이해하는 게 중요해요. '오늘 아침은 뭉그적대지 않고 한 번에 일어났어' '귀찮았지만 요가를 했어'와 같이 자신이 해낸 행동을 스스로 인정해주면 자신감으로 이어져요. 무기력한 상태에서도 제대로 해내고 있는 나를 인정하고 수용해주세요.

호흡만 신경 써도
마음가짐이 달라진다!

요가의 기본은 호흡.
호흡만 제대로 해도 마음이 차분해지고 의욕이 샘솟아요.

**흥분과 진정을
조절하는
교호 호흡**

요가의 정수는 어려운 자세를 능수능란하게 할 줄 아는 게 아니라, 바로 호흡 조절입니다. 그리고 그 기본은 한쪽 코로 숨을 쉬는 교호 호흡이지요. 요가에서 오른쪽 콧구멍은 양의 기운과 연결되어 교감신경을 자극하고, 왼쪽은 음의 기운과 연결되어 부교감신경을 자극한다고 봅니다. 놀랍게도 우리는 어느 콧구멍으로 숨을 들이마실지 무의식중에 구분해 사용하고 있습니다. 의욕을 북돋아야 할 아침에는 오른쪽 코의 흐름이, 몸이 휴식을 취하고자 하는 저녁부터 밤 사이에는 왼쪽 코의 흐름이 좋아진다고 해요. 이러한 코 호흡을 의식적으로 구분해서 활용해보세요. 의욕을 불러일으키고 싶을 때는 오른쪽 콧구멍으로, 차분한 상태에 머물고 싶을 때는 왼쪽 콧구멍으로 숨을 들이마셔보세요.

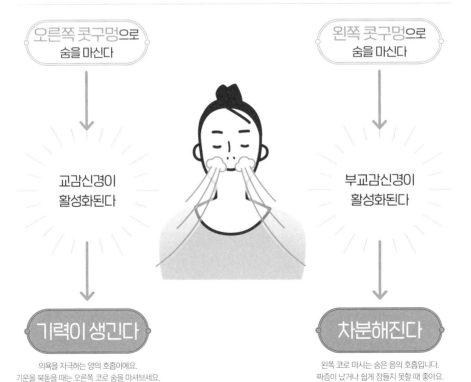

**오른쪽 콧구멍으로
숨을 마신다**

교감신경이
활성화된다

기력이 생긴다

의욕을 자극하는 양의 호흡이에요.
기운을 북돋을 때는 오른쪽 코로 숨을 마셔보세요.

**왼쪽 콧구멍으로
숨을 마신다**

부교감신경이
활성화된다

차분해진다

왼쪽 코로 마시는 숨은 음의 호흡입니다.
짜증이 났거나 쉽게 잠들지 못할 때 좋아요.

기력을 불러일으키고 싶을 때 하는 호흡법

1 오른손의 검지와 중지를 굽힌다.

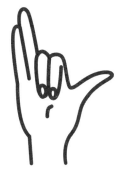

2 약지로 왼쪽 콧구멍을 막고, 1부터 4까지 세며 오른쪽 콧구멍으로 숨을 마신다.

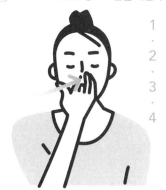

1
·
2
·
3
·
4

3 엄지로 오른쪽 콧구멍을 막고, 1부터 4까지 세며 왼쪽 콧구멍으로 숨을 내쉰다.

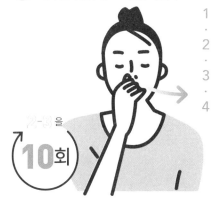

1
·
2
·
3
·
4

2~3을
10회

차분해지고 싶을 때 하는 호흡법

여닫는 콧구멍의 좌우를 바꿔 동일하게 실시한다

손은 1과 똑같이 한 뒤, 우선 엄지로 오른쪽 콧구멍을 막고, 1부터 4까지 세며 왼쪽 콧구멍으로 숨을 마십니다. 이어서 약지로 왼쪽 콧구멍을 막고 1부터 4까지 세며 오른쪽 콧구멍으로 숨을 내쉽니다. 10회 반복해요.

● 마음의 균형을 찾고 싶다면 기력을 불러일으키고 싶을 때, 차분해지고 싶을 때 실시하는 호흡을 각 5회씩 실시합니다.

PLUS IDEA

코가 막히면 겨드랑이를 주물러본다

코가 막혀서 한쪽 코로만 숨을 쉬면 좌우 균형이 무너집니다. 왠지 짜증이 나고 기분이 가라앉을 때는 코가 막힌 건 아닌지 확인해보세요. 코는 겨드랑이 아래쪽과 연결되어 있는데, 막힌 코의 반대쪽 겨드랑이 밑을 주무르면 숨이 잘 통하게 됩니다.

**객관적인 시점을
되찾게 해주는
호흡 체조**

요가 동작에 비하면 호흡은 정말 간단해서 별로 효과가 없을 거라 생각할 수도 있는
데, 이는 크나큰 착각입니다. 요가의 본고장인 인도에서도 호흡 연습을 한결같이 반복
합니다. 프로 야구 선수가 캐치볼과 토스 배팅 연습을 꾸준히 하듯이 요가에서도 호
흡 연습은 기본 중의 기본입니다. 마음을 다스리는 데 가장 좋은 방법이기도 하고요.
호흡 체조만 해도 마음이 차분해집니다. 매일의 루틴으로도 좋고, 혼란으로 가득한 마
음을 다스릴 때도 실시해보세요.

1 양팔을 위로 올리며 숨을 마시고 다시 내리면서 숨을 내쉽니다.

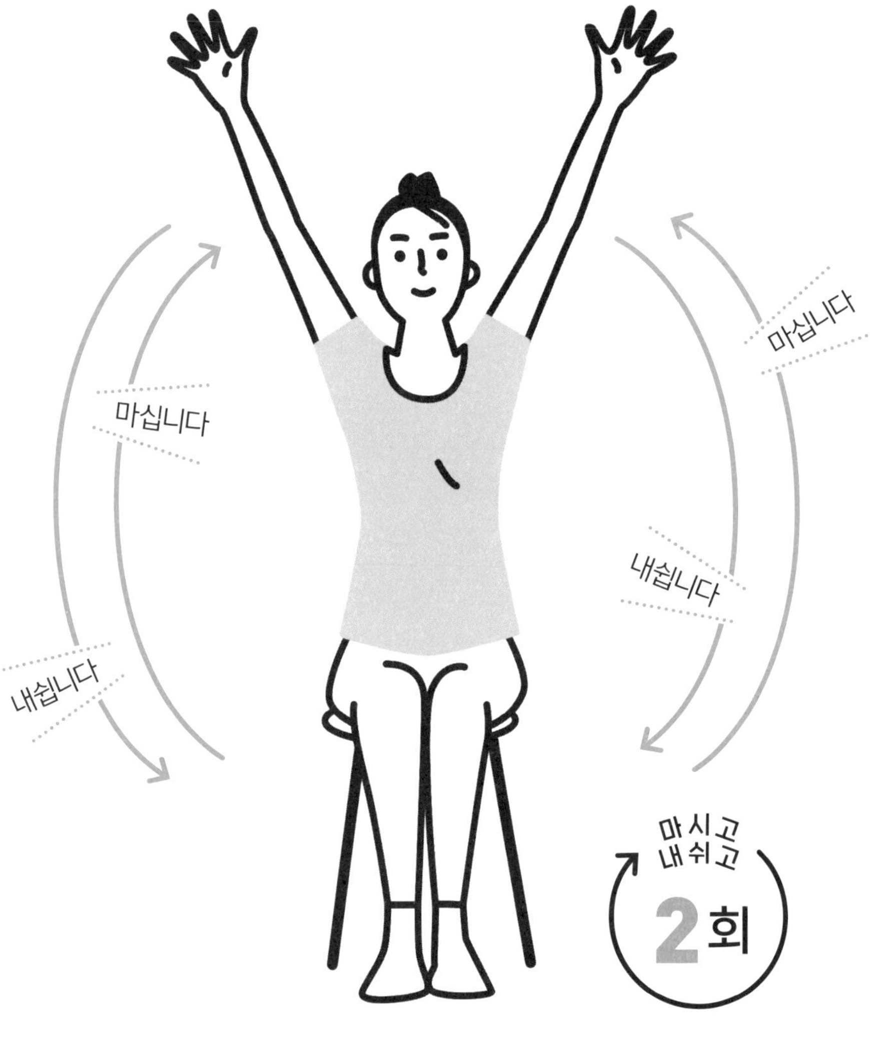

마십니다

마십니다

내쉽니다

내쉽니다

마시고
내쉬고
2회

2 양팔을 좌우로 벌려 가슴을 열면서 마시고,
팔을 앞으로 모으며 가슴을 닫고 등을 둥글게 말면서 내쉽니다.

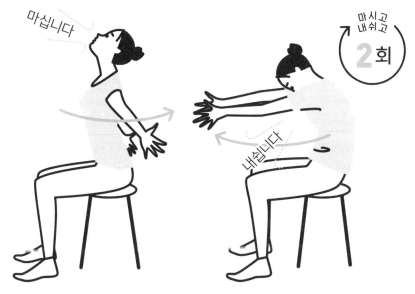

마십니다

마시고
내쉬고
2회

내쉽니다

3 정수리에 양손을 포개 올리고
상체를 옆으로 기울이면서 내쉬고,
다시 돌아오면서 마십니다.

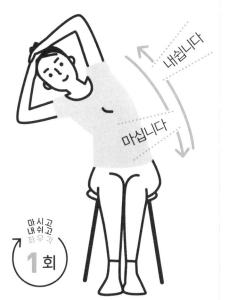

내쉽니다

마십니다

마시고
내쉬고
좌우각
1회

4 양손을 머리 뒤에 댄 상태에서
상체를 비틀면서 내쉬고,
다시 제자리로 돌아오면서 마십니다.

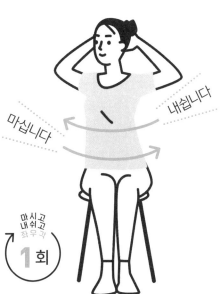

내쉽니다

마십니다

마시고
내쉬고
좌우각
1회

세상에는 화나는 일로 넘쳐난다!

툭하면 욱하는 사람

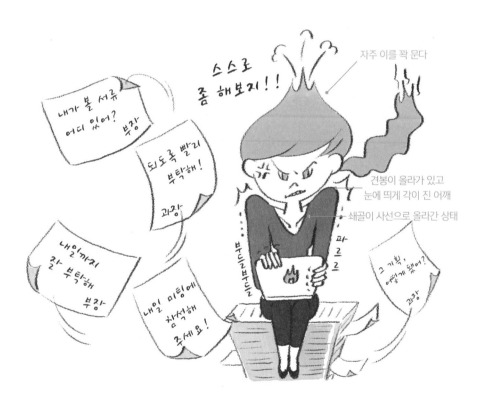

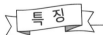

특징

- 나만 손해 보고 있다고 느낀다
- 생각만 해도 화가 나는 사람 이름을 대보라고 하면 즉시 3명은 꼽을 수 있다
- 마음속으로 자주 '몇 배로 갚아줄 거야!' 하고 외친다

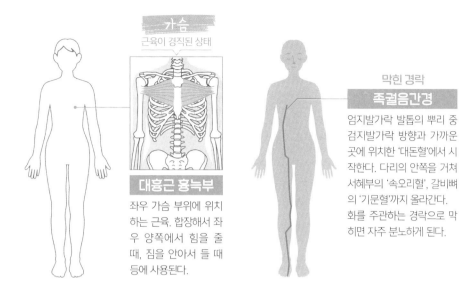

가슴
근육이 경직된 상태

대흉근 흉늑부
좌우 가슴 부위에 위치하는 근육. 합장해서 좌우 양쪽에서 힘을 줄 때, 짐을 안아서 들 때 등에 사용된다.

막힌 경락
족궐음간경
엄지발가락 발톱의 뿌리 중 검지발가락 방향과 가까운 곳에 위치한 '대돈혈'에서 시작한다. 다리의 안쪽을 거쳐 서혜부의 '속오리혈', 갈비뼈의 '기문혈'까지 올라간다. 화를 주관하는 경락으로 막히면 자주 분노하게 된다.

[스트레스 특징]

생각대로 안 되면 바로 짜증이 난다

짜증이 멈추지 않고 매사에 화가 나 있는 상태. 사소한 일에도 신경이 거슬리고, 스스로 신경질적이라 생각은 하지만 화를 멈추지 못합니다. 게다가 감히 '나랑 한 약속을 어겨? 내가 어떻든 상관하지 않겠다는 거야?' 등 근거 없는 망상에 빠져 분노로 휩싸인 불꽃에 스스로 기름을 더 들이붓는 경향이 있어요. 긍정적인 해결책보다는 '당하면 그대로 되갚아준다'는 식으로 생각하기 때문에 문제를 일으킬 때가 많습니다. 다만 그러한 자신의 모습을 좋아하지 않아 초조해하거나 불안해하기도 합니다. 이상 속 '온화한 자신'과 현실 속 '짜증으로 뒤덮인 자신'의 모습에 크나큰 차이가 있다는 점에도 스트레스를 받아요.

[몸의 변화]

어깨 각이 더욱 도드라지고 가슴이 뻣뻣해진다

분노의 스트레스는 간과 연결된 족궐음간경이라는 경락에 문제를 일으킬 수 있어요. 간은 몸에 들어온 나쁜 물질을 해독하는 장기예요. 이 경락이 막히면 분노의 감정을 해소하지 못하게 되고, 이때 좌우 가슴 주변의 근육이 경직됩니다. 자주 화를 내면 승모근 윗부분과 목과 쇄골을 연결하는 근육 부위가 경직되면서 어깨 각이 더욱 두드러지며 대흉근 흉늑부가 뻣뻣해지죠. 쇄골 라인의 경사가 점점 심해진다면 틀림없어요. 또한 화가 나면 무의식중에 이를 꽉 물게 되어 턱관절 주변의 근육이 발달해요. 얼굴이 커진 듯한 느낌이 든다면 마음속에 분노를 품고 있기 때문일지도 모릅니다.

악어 자세

숩타 파리바르타나아사나 Supta Parivartanasana

STEP **1**

등을 대고 누워서 오른쪽 무릎을 굽혀
양손으로 끌어안아요.

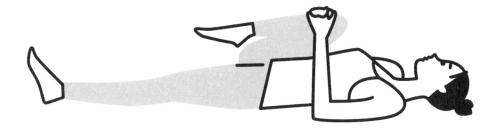

이러한 증상에도 효과 있어요!　　　　어깨 결림　　목 결림　　편두통

오른손을 어깨와 같은 높이로 쭉 뻗고, 고개를 오른쪽으로 돌리세요.
왼손으로 오른쪽 다리를 지지하며 오른쪽 무릎을 왼쪽으로 넘깁니다.

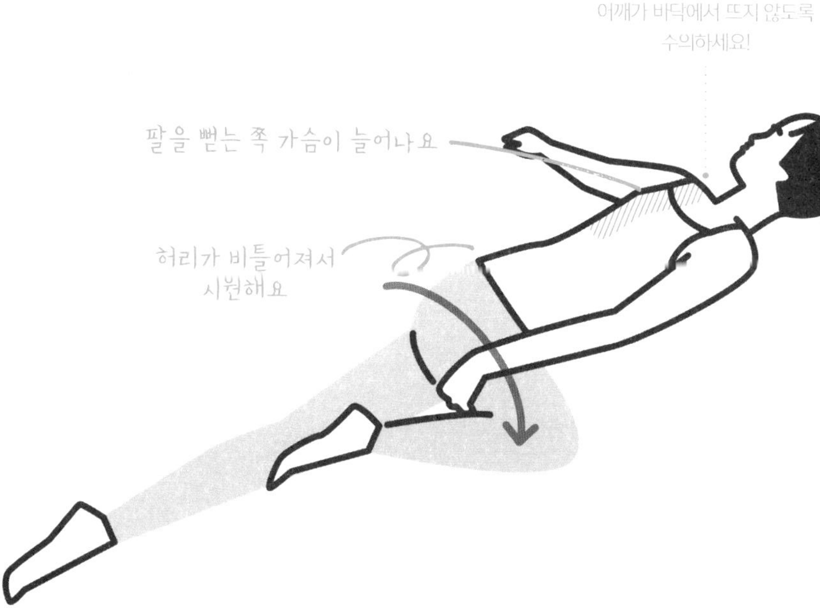

어깨가 바닥에서 뜨지 않도록
주의하세요!

팔을 뻗는 쪽 가슴이 늘어나요

허리가 비틀어져서
시원해요

다리를 넘긴 상태에서 호흡 5회 유지　　반대편도 동일하게

좌우 각
5회
호흡

Point!

어깨와 허리를 서로 당기며 가슴을 쭉 편다

어깨를 바닥에 댄 상태에서 허리 아래를 비틀면 가슴이 비튼 방향으로 당겨져
대흉근 흉늑부가 시원하게 늘어납니다. 하반신에 이끌려 어깨가 바닥에서 뜨지
않도록 주의하세요.

물고기 자세

마츠야아사나 Matsyasana

STEP **1**

등을 대고 누워 엉덩이 아래에 손을 넣습니다.

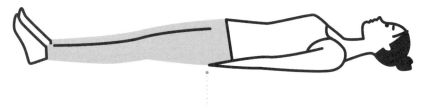

팔을 쭉 뻗어 손바닥을 바닥에 댄다

STEP **2**

숨을 마시며 단번에 가슴을 들어 올려
정수리를 바닥에 댑니다.

가슴이
쫙 펴진다

가슴을 연 상태에서 호흡 5회 유지

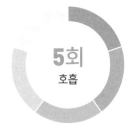

5회
호흡

✔ Point!

가슴을 열어 복부를 늘리려고 의식한다

등을 대고 누워 가슴을 활짝 열어 늘여봅니다. 허리를 젖히려고 애쓰는 사람이 많은
데 잘못된 방법이에요. 가슴을 열고 복부를 늘이는 자세를 통해 자연스럽게 허리가
젖혀져야 합니다. 호흡할 때는 숨을 깊게 쉬려고 의식해보세요.

one more pose

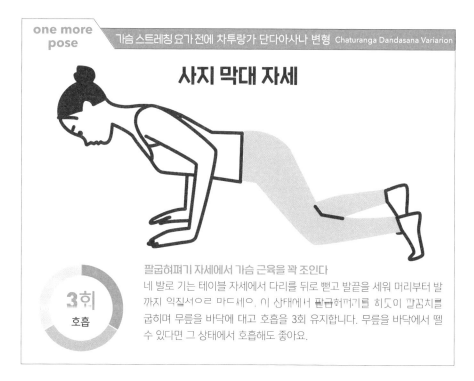

가슴 스트레칭 요가 전에 차투랑가 단다아사나 변형 Chaturanga Dandasana Variarion

사지 막대 자세

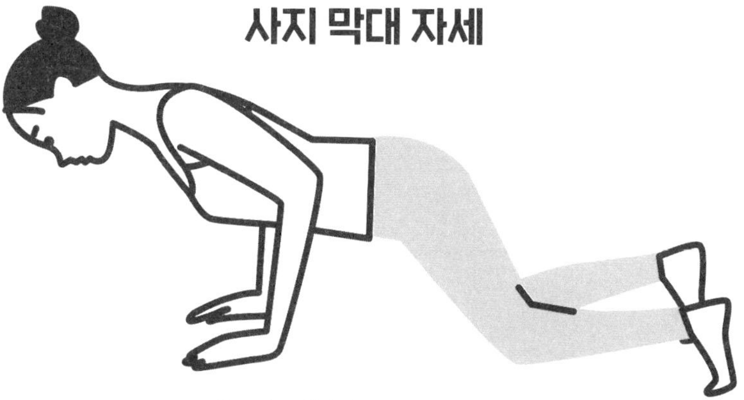

3회
호흡

팔굽혀펴기 자세에서 가슴 근육을 꽉 조인다

네 발로 기는 테이블 자세에서 다리를 뒤로 뻗고 발끝을 세워 머리부터 발까지 일직선으로 만드세요. 이 상태에서 팔굽혀펴기를 하듯이 팔꿈치를 굽히며 무릎을 바닥에 대고 호흡을 3회 유지합니다. 무릎을 바닥에서 뗄 수 있다면 그 상태에서 호흡해도 좋아요.

툭하면 욱하는 사람이 마음의 평온을 찾는 비결

비결 1 **행동 방식**

큰 소리로 노래를 불러본다

막혀 있는 족궐음간경의 기를 발산하려면 소리를 크게 내는 게 좋아요. 노래방에 가거나 혼자 운전하며 큰 소리로 노래를 불러보세요. 자연스럽게 호흡도 깊어져 경직된 대흉근 흉늑부를 풀어주는 데 도움이 됩니다.

비결 2 **사고방식**

상대방을 굴복시키기 위한 수단으로 화를 내지 않는다

대화로 풀리지 않는 일도 화를 내면 원하는 대로 해결될 때가 있습니다. 이렇게 화는 상대방을 굴복시키기 위한 수단이 되기도 합니다. 욱하고 화가 치솟을 때는 일어난 일 자체에 화가 난 건지, 내 뜻대로 밀어붙이고 싶은 건지 스스로 돌아보세요.

비결 3 **나를 지켜주는 말**

"뜻대로 되지 않는 것은 당연합니다"

요가에서는 '결과는 고를 수 없다'고 생각합니다. 예상 미만 혹은 초과, 때론 예상대로, 혹은 예상 밖의 결과가 나올 수 있는 건 너무나 당연합니다. 예상대로 될 것이라고 굳게 믿으면 다른 결과가 나왔을 때 분노하게 되지요. 다만, 정말 화를 내야 할 때에는 억누르지 말고 화를 내세요.

06

숨쉬기조차 남의 눈치를 보는

자기 비하가 심한 사람

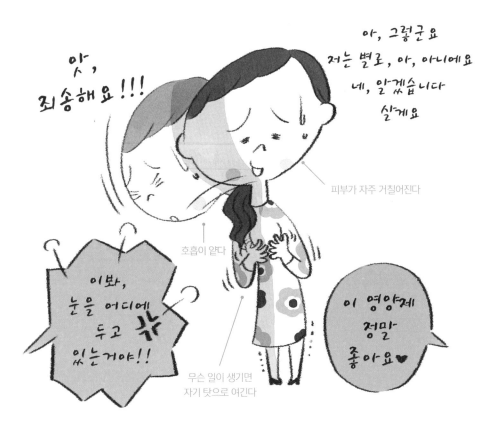

아, 그렇군요
저는 별로, 아, 아니에요
네, 알겠습니다
실게요

앗,
죄송해요!!!

피부가 자주 거칠어진다

호흡이 얕다

이봐,
눈을 어디에
두고
있는거야!!

무슨 일이 생기면
자기 탓으로 여긴다

이 영양제
정말
좋아요♥

특 징

- 상황이 악화될 것 같으면 그냥 참는다
- 이기적이고 제멋대로인 사람의 표적이 되기 쉽다
- 자신이 할 수 있는 일이면 다른 사람은 당연히 할 수 있다고 생각한다

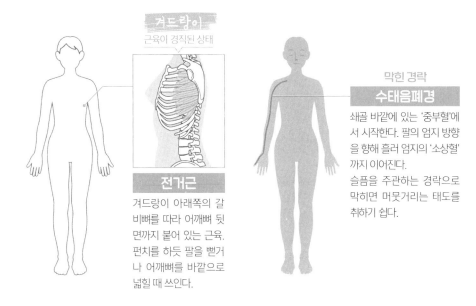

겨드랑이
근육이 경직된 상태

전거근
겨드랑이 아래쪽의 갈비뼈를 따라 어깨뼈 뒷면까지 붙어 있는 근육. 펀치를 하듯 팔을 뻗거나 어깨뼈를 바깥으로 넓힐 때 쓰인다.

막힌 경락
수태음폐경
쇄골 바깥에 있는 '중부혈'에서 시작한다. 팔의 엄지 방향을 향해 흘러 엄지의 '소상혈'까지 이어진다.
슬픔을 주관하는 경락으로 막히면 머뭇거리는 태도를 취하기 쉽다.

[스트레스 특징]
스스로 가치가 없는 사람이라고 여긴다

자신을 지나치게 낮게 평가하고 '주제넘게 감히 내 의견을 어떻게 말해'라는 생각을 품고 있어요. 함께 하는 상대방에 대해 '나 같은 사람과 있기보다는 빨리 집에 가고 싶겠지' 하고 멋대로 추측하고 마음속으로 미안해 합니다. 직장 내 괴롭힘 또는 성희롱 수준의 발언을 들어도 '내가 이 정도밖에 안 되니까 심한 취급을 당해도 어쩔 수 없다'고 받아들이고 불평 한마디 못 합니다. 아무리 슬프고 괴로워도 '울면 안 돼' '목소리를 높여선 안 돼'라며 꾹 참지요. 즐거움과 기쁨을 느낄 때가 드물고, 우울한 감정 상태에 익숙합니다.

[몸의 변화]
팔을 앞으로 내밀기 어렵고 피부가 자주 거칠어진다

자기 비하가 심한 사람은 겨드랑이 아래쪽 갈비뼈를 따라 붙어 있는 전거근이 뻣뻣해요. 겨드랑이에서 가슴 부위까지의 근육이 수축된 상태라 팔을 앞으로 밀어내는 힘이 약하고 정신적으로도 여러가지 압박을 물리치지 못합니다. 전거근이 경직되면 겨드랑이의 림프가 자주 막혀요. 팔이 묵직하게 느껴지거나 얼굴이 잘 붓기도 합니다. 또 경락 중 수태음폐경도 쉽게 막혀요. 동양의학에서는 피부 트러블이 있으면 우선 수태음폐경이 막힌 상태라 의심해볼 정도로 수태음폐경과 피부의 관계는 밀접합니다. 뾰루지가 잘 나고, 모공이 커지는 등 피부 트러블 증상이 생기기 쉬워요.

빗장 자세

파리가아사나 Parighasana

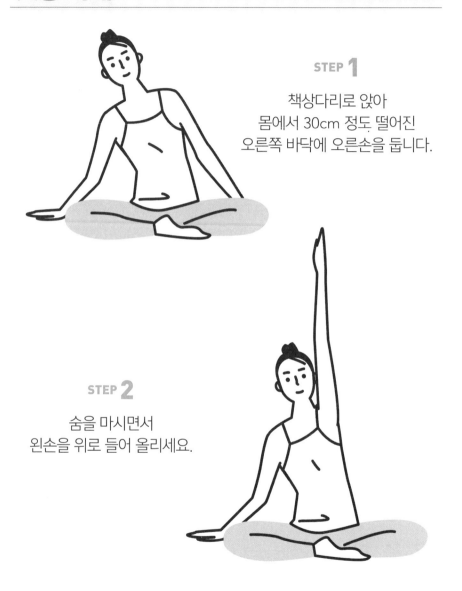

STEP **1**

책상다리로 앉아
몸에서 30cm 정도 떨어진
오른쪽 바닥에 오른손을 둡니다.

STEP **2**

숨을 마시면서
왼손을 위로 들어 올리세요.

이러한 증상에도 효과 있어요!　　　불면증　　냉증　　부종

STEP **3**

숨을 내쉬면서 몸을 옆으로 기울입니다.

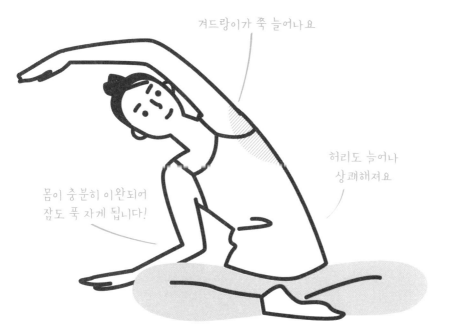

겨드랑이가 쭉 늘어나요

허리도 늘어나 상쾌해져요

몸이 충분히 이완되어 잠도 푹 자게 됩니다!

기울인 상태에서 호흡 5회 유지　　반대편도 동일하게

좌우 각
5회
호흡

✔ Point!

몸을 옆으로 기울이며 겨드랑이 아래 부위를 늘인다

전거근이 있는 겨드랑이 아래 부위를 이완하는 자세예요. 이때 몸을 완전히 옆으로 기울여야 해요. 팔을 늘이는 데에만 집중하면 상체가 앞으로 기울어 겨드랑이가 늘어나지 않아요. 시선을 사선 위에 두면 몸을 옆으로 기울이기가 한결 편해질 거예요.

신체 옆면을 늘이는 자세

우티타 파르스바코나아사나 변형
Utthita Parsvakonasana Variation

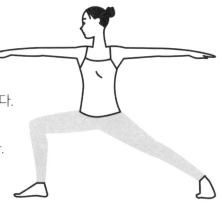

STEP **1**

다리를 좌우로 크게 벌리고 양팔도
어깨 높이만큼 올려 좌우로 활짝 펼칩니다.
오른쪽 발바닥을 90도 바깥으로
회전시키고 시선도 오른쪽을 향합니다.
숨을 내쉬면서 오른쪽 무릎을
90도로 구부립니다.

겨드랑이가
위로 늘어나요!

STEP **2**

오른쪽 팔꿈치를 오른쪽 허벅지에
올리고 상체를 오른쪽으로 기울여요.
왼팔을 쭉 뻗고 얼굴은
사선 위를 향합니다.

팔을 최대한 뻗은 상태에서 호흡 5회 유지

반대편도 동일하게

좌우 각

5회

호흡

✔ Point!

몸을 옆으로 기울이며 겨드랑이 아래를 늘인다

발과 손끝으로 서로 당기는 만큼 빗장 자세(P. 66)를 할 때보다 겨드랑이 아래 부위
가 더욱 늘어나요. 할 수 있다면 허벅지에 둔 손으로 바닥을 짚어도 됩니다. 발과 발
사이가 좁으면 몸이 흔들리니 확실하게 벌리세요.

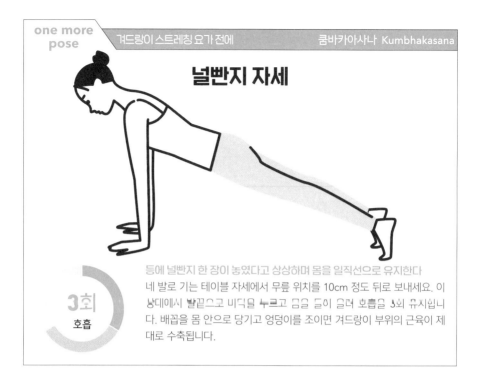

널빤지 자세

3회 호흡

등에 널빤지 한 장이 놓였다고 상상하며 몸을 일직선으로 유지한다

네 발로 기는 테이블 자세에서 무릎 위치를 10cm 정도 뒤로 보내세요. 이 상태에서 발끝으로 바닥을 누르고 몸을 들어 올려 호흡을 3회 유지합니다. 배꼽을 몸 안으로 당기고 엉덩이를 조이면 겨드랑이 부위의 근육이 제대로 수축됩니다.

자기 비하가 심한 사람의 마음이 평온해지는 비결

비결 1 행동 방식

팔을 크게 흔든다

전거근은 팔을 앞으로 내밀 때 쓰이는 근육이에요. 팔을 크게 움직이기만 해도 뭉친 전거근을 이완할 수 있어요. 야구나 골프도 좋아요. 걸을 때 팔을 앞뒤로 크게 흔들기만 해도 전거근이 이완됩니다.

비결 2 사고방식

잘못한 일이 없을 때는 사과하지 않는다

'죄송합니다'라는 사과 한마디로 '나=가해자, 상대=피해자'라는 관계가 성립됩니다. 잘못한 일이 없다면 사과도 비굴해질 필요도 없어요. 무슨 일이든 죄송하다고 말하는 대신 상황에 맞게 다른 표현을 사용해보세요. 이를테면 무언가를 요청할 때는 '잘 부탁합니다'라고 적절하게 바꿔서 표현해보는 걸 추천해요.

비결 3 나를 지켜주는 말

"행복을 기원합니다"

'용서'는 요가의 핵심 어휘 중 하나예요. 나를 공격하는 상대방도 불안한 감정이 있을 수 있어요. 자꾸 주눅 들게 되는 자신을 탓하기보다는 있는 그대로 받아들이고, 나를 공격하는 상대도 용서하며 우리 모두의 행복을 빌어보세요. 마음이 편안해질 거예요.

해도 해도 할 일이 산더미!
하루하루가 버거운 사람

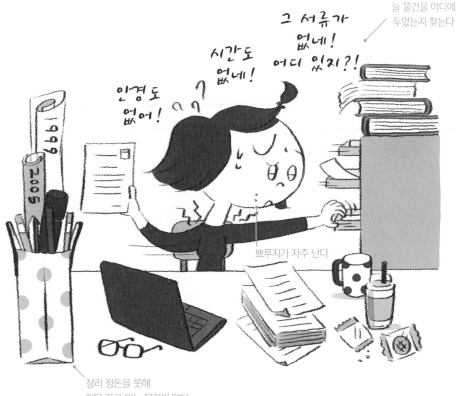

특징

- 우선순위를 매기는 일에 서투르다
- '못 정하겠어' '못 고르겠어'와 같이 사고가 정지된 상태
- 늘 정신 사납고 여유가 없는 스스로에게 진저리 나 있다

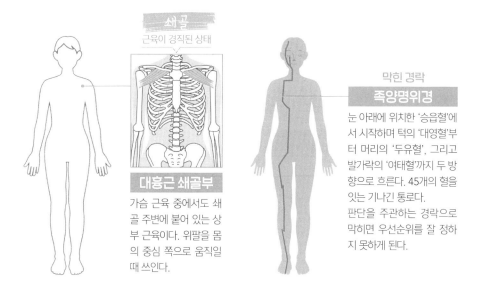

쇄골
근육이 경직된 상태

대흉근 쇄골부
가슴 근육 중에서도 쇄골 주변에 붙어 있는 상부 근육이다. 위팔을 몸의 중심 쪽으로 움직일 때 쓰인다.

막힌 경락
족양명위경
눈 아래에 위치한 '승읍혈'에서 시작하며 턱의 '대영혈'부터 머리의 '두유혈', 그리고 발가락의 '여태혈'까지 두 방향으로 흐른다. 45개의 혈을 잇는 기나긴 통로다.
판단을 주관하는 경락으로 막히면 우선순위를 잘 정하지 못하게 된다.

[스트레스 특징]
맺고 끊는 일에 서툴며 열심히 해도 뜻대로 되지 않는다

왜 지금 해야 하는지, 무엇을 위해서 하는지 등 본질을 파악한 후에 일을 진행하고 싶지만 전체적으로 이해하기까지 시간이 걸려요. 주위에 폐를 끼치면 안 된다는 성실한 자세를 갖추고 있어 일단 눈앞에 닥친 일부터 필사적으로 처리하는 바쁜 나날을 보냅니다. 단, 전체를 파악하지 못한 채 일에 착수하기 때문에 일처리가 매끄럽지 못하고 우선순위를 착각할 때도 많아요. 갑자기 회의에 참여하게 되거나 상대방에 맞춰 스케줄이 바뀌는 등 예상 밖의 일에 대처하는 능력도 부족합니다. 목적지가 보이기 시작해도 나아갈 길을 선택하지 못해 노력해도 늘 제자리를 맴돌아요. 그러한 자신에게 진저리가 난 상태입니다.

[몸의 변화]
입 주변에 뾰루지 발생! 피곤하고 나이 들어 보인다

급하게 처리할 일로 스트레스를 받는 사람은 '들어온 것을 받아들일지 말지를 판단하는 힘'이 약해요. 우리 몸에서는 위가 몸 안에 들어온 음식의 수용 여부를 판단하는 역할을 맡고 있기 때문에 이러한 일로 스트레스를 받는 사람은 위와 관련된 경락인 족양명위경에 문제가 생기곤 해요. 이 경락은 입과도 관련이 있어 흐름이 나빠지면 입 주변에 뾰루지가 자주 생기게 됩니다. 또 이 경락과 관계가 깊은 대흉근 쇄골부가 자주 뻣뻣해져요. 이곳이 경직되면 목이나 어깨 결림 증상이 나타납니다. 오랜 시간 동안 컴퓨터 모니터나 스마트폰을 뚫어져라 쳐다보는 사람들은 특히 더 주의해야 해요. 얼굴이 처지거나 혈색이 안 좋아지고 목에 주름까지 생겨 피곤하고 나이 들어 보이기도 합니다.

책상다리로 앉아 가슴을 여는 자세

우스트라아사나 변형
Ustraasana Variation

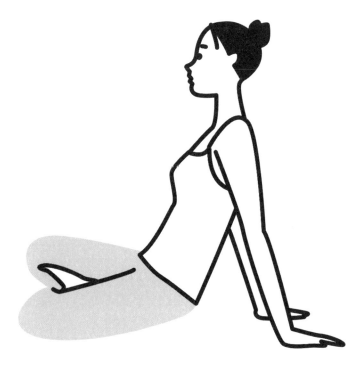

STEP **1**

책상다리로 앉습니다.
두 팔은 뒤로 보내 어깨너비보다
넓게 벌려 바닥을 짚어요.

이러한 증상에도 효과 있어요!　　　얼굴 처짐　　목주름　　얼굴 혈색

숨을 마시면서 양팔로 상체의 무게를 버티며
가슴을 활짝 열어보세요.

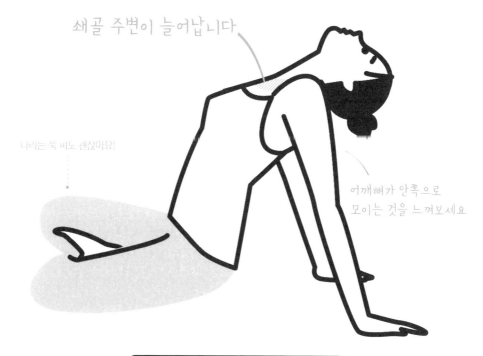

쇄골 주변이 늘어납니다

다리는 쭉 펴도 괜찮아요!

어깨뼈가 안쪽으로
모이는 것을 느껴보세요

가슴을 활짝 연 상태에서 호흡 5회 유지

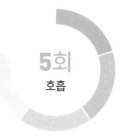

5회
호흡

✔ Point!

가슴을 쭉 펴면서 숨을 잔뜩 들이마신다

앉아서 가슴을 여는 이완 자세예요. 책상다리가 불편하다면 다리를 앞으로 쭉
펴도 괜찮아요. 팔에 힘을 실은 상태에서 몸의 앞면을 늘이고 숨을 깊게 들이마
시며 가슴을 활짝 열어보세요. 목에 힘도 빼고 천천히 호흡하며 머무릅니다.

엎드린 상태에서 다리 넘기는 자세

STEP 1

엎드린 상태에서 오른쪽 팔을 옆으로
쭉 펴고 왼손은 가슴 옆을 짚어요.

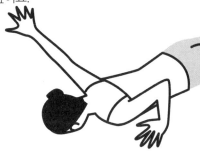

옆으로 펼친 팔 쪽
쇄골 주변이 늘어나요

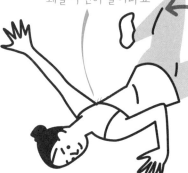

STEP 2

왼손으로 바닥을 눌러
왼쪽 가슴을 들어 올려 몸을 비틀며
왼쪽 다리를 등과 가까운 바닥에 둡니다.

비튼 상태에서 호흡 5회 유지

반대편도 동일하게

✔ Point!

뻣뻣해진 쇄골 부위가 강렬하게 늘어난다!

엎드린 상태에서 한쪽 팔을 펼치고, 펼친 팔 쪽으로 몸을 굴려 비틀기만 하면 됩니다. 가슴 근처에 체중이 실리는 만큼 쇄골 부위가 강렬하게 늘어나요. 목에 통증이 느껴진다면 펼친 팔로 머리를 받쳐도 괜찮아요.

좌우 각
5회
호흡

아래팔을 맞붙이는 자세

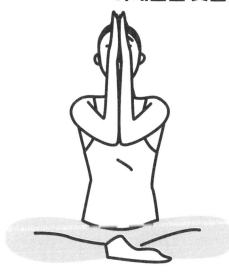

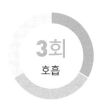

3회
호흡

**손부터 팔꿈치까지 맞붙인 상태에서
팔을 최대한 들어 올린다**
가슴 앞에서 좌우 손바닥과 아래팔을
맞붙입니다. 팔꿈치까지 확실히 붙여
주세요. 이 상태에서 팔을 최대한 들어
놀린 뒤 호흡을 3회 유지합니다. 등을
쭉 펴고, 가슴 근육이 수축되는 것을
느껴보세요.

하루하루가 버거운 사람의 마음이 평온해지는 비결

비결
1

행동 방식

자연 속에서 흙을 접한다
대흉근 쇄골부는 위의 경락과 밀접한 관계가 있어요. 동양의학에서는 흙과 접촉
할 때 족양명위경의 흐름이 개선된다고 봅니다. 맨발로 흙을 밟는 행위가 가장
이상적이지요. 공원에서 도시락을 먹거나 가드닝을 하면서 흙과 닿을 만한 기회
를 적극적으로 만들어보세요.

비결
2

사고방식

'어쨌든 해내면 돼!'라며 담담하게 받아들인다
똑 부러지게 해내고 싶다는 생각 때문에 스트레스가 생기는 거예요. 있는 그대
로의 자신을 수용하는 태도가 요가의 기본 마음가짐. '허둥대는 모습이 나쁜 건
아니지. 하나씩 처리해보자' 하며 나만의 방식을 인정해주세요.

비결
3

나를
지켜주는 말

"나는 나 자신을 믿어요"
계속해서 할 일이 생기는 이유는 당신을 믿고 일을 맡기고 싶어 하는 누군가가
있기 때문입니다. 자기 자신을 믿어보세요. '허둥대도 괜찮아. 마지막까지 최선
을 다하면 돼' 하고 스스로에게 말해주세요.

일단 진정하고 싶을 때 유용한

간단 응급조치법

할 일이 너무 많아 초조하고, 생각도 정리가 안 되고, 마음에 파도가 휘몰아칠 때
효과적인 '응급조치법'을 안내합니다.

지금 나에게 필요한 응급조치법은?

☐ 할 일이 너무 많아 초조하다
☐ '망치면 어떡하지' 하고
  부정적인 생각만 떠오른다
☐ 해결책이 떠오르지 않는다

이마
응급조치

☐ 굉장히 화가 나 있다
☐ 사소한 것에 짜증이 난다
☐ 충동적으로 행동하거나 속에 담아둔
  말을 입 밖으로 꺼내게 될 듯하다

배
응급조치

☐ 머릿속이 답답하고
  뇌 활동이 저하된 기분이다
☐ 집중력이 오래가지 않는다
☐ 감정 기복이 심하다

머리
응급조치

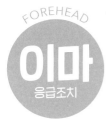

이마

응급조치

FOREHEAD

'어차피 안 돼' '못 해' '무엇부터 손을 대야 할지 모르겠어'와 같이 부정적인 사고에 빠지게 되면 뇌의 후두부가 활성화됩니다. 번뜩이는 아이디어나 새로운 발상을 떠올리는 역할은 머리 앞면에 있는 전두엽이 맡고 있어요. 전두엽이 활성화되도록 이마에 손을 갖다대고 천천히 심호흡을 해보세요. 전두엽에 혈액이 돌면서 발전 가능성이 높은 아이디어가 떠오를 거예요. 약아 빠진 부하 직원 때문에 스트레스였어도 '사실 부하를 내 생각대로 움직이려 했던 내가 잘못했네'라고 깨닫게 되는 등 스트레스 해소에 도움될 만한 실마리가 보일지도요.

긍정적인 사고를 주관하는 머리 앞부분에
혈액이 순환되도록 해주세요

손을 이마에 대고 심호흡하세요

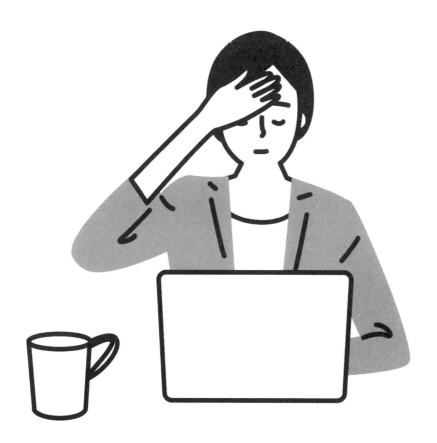

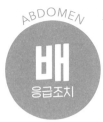

배
응급조치

짜증을 내거나 화를 내면 머리에 기(에너지)가 모입니다. 이를 가라앉히려면 올라온 기를 내려 보내야 해요. 본래 기가 머무를 곳은 단전이라고 하는 배꼽 밑부분으로, 신체의 중심 부위이기도 한 이곳으로 기를 되돌려 보내야 해요. 방법은 간단합니다. 배꼽보다 손가락 3개 정도 아래 부위에 양손을 겹쳐 두고 천천히 심호흡을 하기만 하면 돼요. 실천은 안 하고 생각만 하고 있거나 몸이 붕 떠 있는 듯한 기분이 든다면 기가 위로 올라가 머리에 모여 있을 가능성이 높아요. 배에 손을 대고 실시하는 호흡법으로 평상시 모습을 되찾아보세요.

머리로 쏠린 기를 끌어 내려주세요

단전(배에서 손가락 3개 정도 아래)에
두 손을 겹쳐두고 심호흡합니다

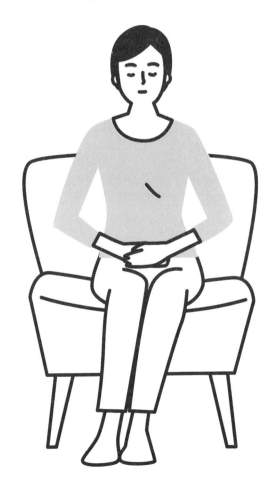

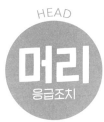

HEAD

머리
응급조치

관자놀이에는 수소양삼초경(P. 49)의 경락이 흐르기 때문에 손가락으로 문질러 풀어 주면 의욕이 샘솟아요. 한편 정수리 쪽의 '백회혈'은 자율신경의 균형을 조절하는 데 도움이 돼요. 그 외에도 머리에는 여러 가지 신경과 연결된 지점이 집중적으로 모여 있어요. 마음이 초조하고 답답한 이유는 신경의 균형이 무너졌다는 신호입 니다. 미용실에서 샴푸나 두피 마사지를 받으면 머리가 상쾌해지는 것처럼, 머리 를 골고루 문지르면 신경의 균형이 맞춰져 머리가 가벼워져요! 손가락으로 가볍 게 두피를 자극해보세요.

다양한 신경과 연결되는 지점을 자극하여
무너진 균형을 되찾아주세요

머리 전체를 손가락으로 골고루 문지릅니다

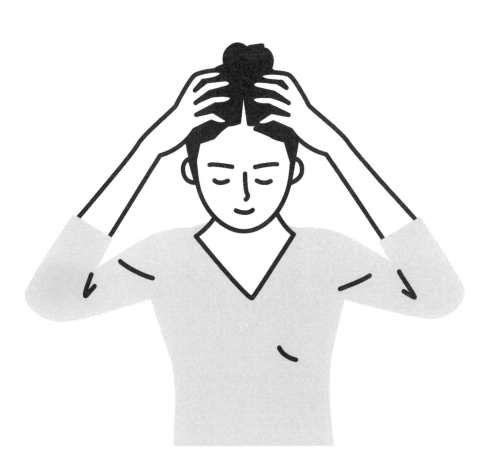

스트레스 타임

08

실패 & 눈물 절대 금지
강박에 시달리는 완벽주의자

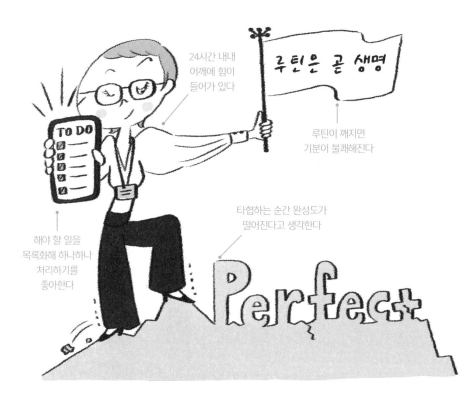

루틴은 곧 생명

24시간 내내
어깨에 힘이
들어가 있다

루틴이 깨지면
기분이 불쾌해진다

타협하는 순간 완성도가
떨어진다고 생각한다

해야 할 일을
목록화해 하나하나
처리하기를
좋아한다

Perfect

특 징

- 자신뿐 아니라 타인에게도 완벽을 요구한다
- 리더나 책임자 역할을 맡을 때가 많다
- '전부 내려놓으면 편안해질 텐데'라고 생각은 한다

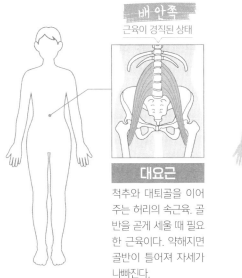

배 안쪽
근육이 경직된 상태

대요근

척추와 대퇴골을 이어
주는 허리의 속근육. 골
반을 곧게 세울 때 필요
한 근육이다. 약해지면
골반이 틀어져 자세가
나빠진다.

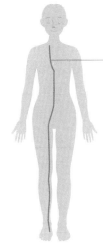

막힌 경락
족소음신경

발바닥의 '용천혈'에서 시작
해 다리 안쪽을 타고 위로
올라간다. 배꼽에서 명치로
올라가 쇄골 밑에 있는 '수
부혈'까지 27개의 혈을 통과
한다.
정화를 주관하는 경락으
로 막히면 완벽주의 경향을
보이며 집요함이 한결 심해
진다.

[스트레스 특징]

항상 전력투구 자세로 임하여 자신은 물론 주변 사람들까지 피곤하게 만든다

하기로 마음먹으면 끝까지 해내는 인내력과 책임감을 지녔어요. 목표를 향해 꾸준히 노력하는 과정
을 고통스럽게 느끼지 않습니다. 다만 이 성실한 자세를 상대방에게도 요구하는 경향이 있어요. 대
충 때우려는 사람을 절대 용납하지 않습니다. 때로는 '실패하느니 처음부터 손을 대지 않겠어' 등
매우 소극적인 태도를 취하기도 합니다. 노력은 결과로 이어진다고 믿기 때문에 '우수한 성적', '높
은 연봉' 등 겉으로 드러나는 평가로 상대방의 가치를 매기곤 해요. 연인의 낮은 연봉이나 자녀의
우수하지 못한 성적을 창피하게 여기고 스스로 우위를 선점하려 듭니다. 나보다 못하다고 여겼던
상대에게 지는 일이 생기면 격렬하게 분노하기도 하죠.

[몸의 변화]

냉증, 부종, 요통이 자주 나타난다

완벽주의자일수록 약해지기 쉬운 경락은 족소음신경입니다. 소변을 만드는 신장과 관련된 족소음
신경이 막히면 '적당히 넘기기' '눈물 흘리기'와 같은 행위가 어려워져요. 수분 대사가 제대로 이루
어지지 않아 냉증이나 부종으로 고생하기도 해요. 이처럼 성공 압박에 대한 스트레스와 직결된 근
육이 바로 대요근입니다. 척추에서 허벅지 관절까지 연결된 코어 근육으로 골반의 앞뒤 기울임을
조절하거나 허벅지를 들어 올릴 때 쓰여요. 대요근이 경직되면 허리가 젖혀진 상태가 되거나 반대
로 허리가 말려 등이 굽게 됩니다. 모두 요통의 원인입니다. 또한 대요근이 뻣뻣해지면 다리가 잘
올라가지 않아 문턱 등에 자주 발이 걸립니다.

무릎에 손을 얹은 초승달 자세

안자네야아사나 변형
Anjaneyasana Variation

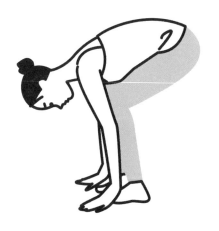

STEP 1

차려 자세에서 무릎을 굽혀
몸을 앞으로 숙이고
바닥에 손을 짚습니다.

STEP 2

왼쪽 다리를 뒤로 뻗으세요.
오른쪽 정강이는
바닥과 수직 상태로 둡니다.

이러한 증상에도 효과 있어요!   어깨 결림   요통   새우등

무릎에 손을 얹어 상체를 일으키고
무게중심을 앞으로 보내 허리를 세웁니다.

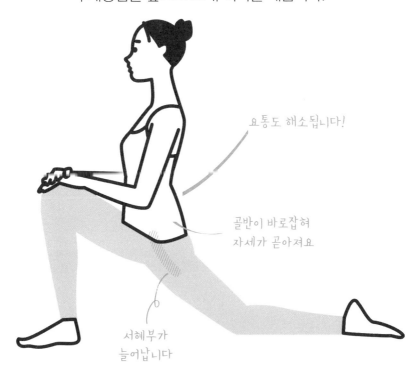

요통도 해소됩니다!

골반이 바로잡혀
자세가 곧아져요

서혜부가
늘어납니다

허리를 세운 상태에서 호흡 5회 유지 　　반대편도 동일하게

좌우 각
5회
호흡

✔ **Point!**

서혜부를 늘이면 안쪽의 대요근도 늘어난다

뒤로 뻗은 다리의 서혜부가 늘어나면 속근육인 대요근도 함께 늘어납니다. 상체
를 곧게 세운 상태에서 허리를 낮춰 서혜부를 늘여보세요.

초승달 자세

안자네야아사나 Anjaneyasana

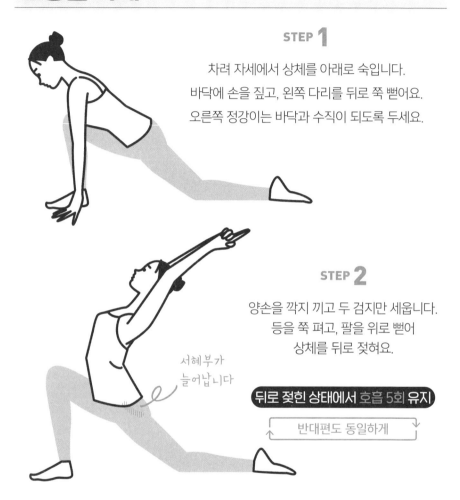

STEP 1

차려 자세에서 상체를 아래로 숙입니다.
바닥에 손을 짚고, 왼쪽 다리를 뒤로 쭉 뻗어요.
오른쪽 정강이는 바닥과 수직이 되도록 두세요.

STEP 2

양손을 깍지 끼고 두 검지만 세웁니다.
등을 쭉 펴고, 팔을 위로 뻗어
상체를 뒤로 젖혀요.

서혜부가
늘어납니다

뒤로 젖힌 상태에서 호흡 5회 유지

반대편도 동일하게

좌우 각
5회
호흡

✔ Point!

상체를 뒤로 젖히면 서혜부가 더욱 늘어난다

무릎에 손을 얹은 초승달 자세에서 더욱 진화된 자세예요. 팔을 머리 위로 뻗은 상
태에서 상체를 뒤로 젖혀보세요. 이때 양손을 깍지 낀 상태에서 검지만 세웁니다. 이
러면 몸을 더 쉽게 뒤로 젖힐 수 있어요.

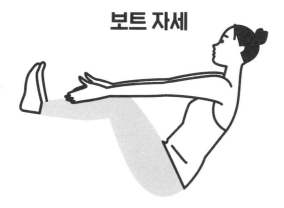

보트 자세

3회
호흡

대요근을 조여 허벅지를 들어 올린다
다리를 쭉 뻗고 앉아 양쪽 무릎을 세웁니다. 이 상태에서 양팔을 앞으로 쭉 뻗고 다리를 가슴 높이 마크 들어 올려요. 발바닥이 정면을 향하게 두고 호흡을 3회 유지합니다. 허벅지를 복부 힘으로 당기려고 의식하면 대요근이 수축됩니다.

강박에 시달리는 완벽주의자의 **마음이 평온해지는 비결**

비결 1 행동 방식

따뜻한 욕조에 몸을 담가본다
완벽주의자일수록 족소음신경이 막히기 쉬워요. 물과 관련이 깊은 경락이니 온천 등 물과 연관된 장소에서 편안하게 휴식을 취해보세요. '눈물' '흘려버리기' 등도 정체된 족소음신경을 풀어주는 핵심 어휘예요. 감동을 주는 영화를 보는 것도 스트레스 해소에 도움이 됩니다.

비결 2 사고방식

세상에는 도움을 주고 싶어 하는 사람도 있음을 상기한다
요가에서는 타인에게 베푸는 일을 중요하게 여깁니다. 남에게 의지하거나 혹은 의지가 되어주는 일도 베푸는 행위와 관련이 있어요. 세상에는 남에게 버팀목이 된다는 사실에 기뻐하는 사람도 많습니다. '타인에게 절대 기대면 안 된다'는 생각을 내려놓으세요.

비결 3 나를 지켜주는 말

"나는 내 주변 사람들을 믿습니다"
완벽주의자라 무엇이든 스스로 하는 사람은 '남에게 맡기면 잘 안 될 거야'라고 상대방을 믿지 못하는 경향이 있습니다. 혼자서 모든 일을 다 처리하느라 스트레스가 쌓인다면 주변에 대한 불신감을 내려놓으세요. '나는 내 주변 사람들을 신뢰합니다'라고 마음속으로 여러 차례 되뇌어보세요.

새로운 도전을 주저하는
변화가 두려운 사람

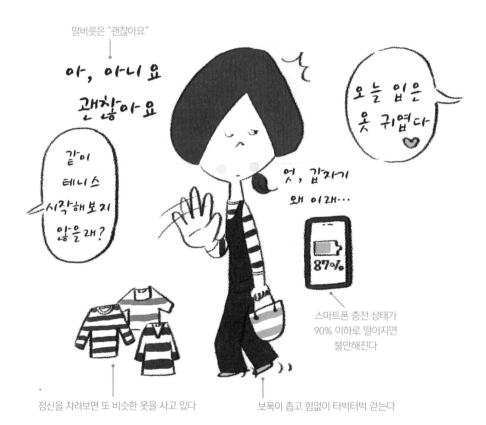

말버릇은 "괜찮아요"

아, 아니요
괜찮아요

오늘 입은
옷 귀엽다 ♥

같이
테니스
시작해보지
않을래?

엇, 갑자기
왜 이래…

87%

스마트폰 충전 상태가
90% 이하로 떨어지면
불안해진다

정신을 차려보면 또 비슷한 옷을 사고 있다

보폭이 좁고 힘없이 터벅터벅 걷는다

특징

- 타인이 무언가를 권하면 일단 거절부터 한다
- 해보고 싶은 마음은 있으나 자신이 없다
- 호의를 보이는 사람이 있으면 '무슨 꿍꿍이지?' 하고 의심부터 앞선다

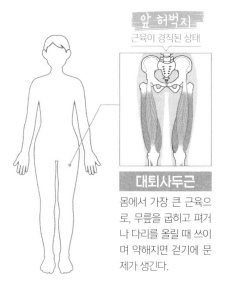

앞 허벅지
근육이 경직된 상태

대퇴사두근
몸에서 가장 큰 근육으로, 무릎을 굽히고 펴거나 다리를 올릴 때 쓰이며 약해지면 걷기에 문제가 생긴다.

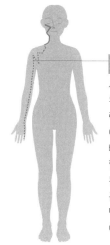

막힌 경락
수태양소장경

새끼손가락 손톱 바로 밑 부위의 '소택혈'부터 새끼손가락 측면의 팔을 거쳐 겨드랑이 부근까지 올라간다. 어깨뼈 누위에서 목 옆의 '선용혈', 귀 앞의 '청궁혈'로 연결된다.
흡수를 주관하는 경락으로 막히면 새로운 것을 받아들이기 힘들어한다.

[스트레스 특징]

타인의 추천이나 호의를 일단 거절한다

새로운 도전을 무섭고 귀찮게 느낍니다. 누군가 "이거 해보면 어때?"라고 권해도 즉시 "아니요, 괜찮아요"라며 거절해버려요. "그러지 말고 한번 해봐"라고 최소 세 번은 더 권해야 겨우 시도해볼 마음이 듭니다. 남에게 잘 의지하지 않아서 상대방이 나서서 도와주겠다고 해도 "괜찮아요"라고 정중하게 거절해요. 또 호의를 베풀려는 사람이 나타나도 순수하게 받아들이지 못하고 일단 내칩니다. 이러한 자세의 밑바탕에는 부족한 자신감이 깔려 있어요. 사양하는 태도를 장점이라고 굳게 믿고 있지만, 사실 주변 사람들과 나 사이에 높은 벽을 쌓게 될 뿐이죠. 공과 사를 불문하고 좋은 기회를 놓치게 될 가능성이 높습니다.

[몸의 변화]

배가 볼록 튀어나오고 보폭이 좁아진다

일상에 변화가 생기거나 앞으로 나아가야 하는 상황에서 스트레스를 받는다면 수태양소장경이 막혀 있을 가능성이 높습니다. 이 경락이 막히면 장기가 올바른 위치에 있지 못하고 아래로 처지게 되면서 아랫배가 볼록 튀어나와요. 장기의 기능도 저하되어 변비나 설사를 반복하기도 합니다. 그리고 이와 함께 허벅지에 앞에 있는 대퇴사두근이 뻣뻣해져요. 발을 앞으로 내밀 때 쓰이는 근육인 대퇴사두근이 경직되면 보폭이 좁아지거나 발을 내딛기 어려워지는 등 전진하는 힘이 떨어집니다. 정신적으로도 다시 일어서지 못할 것 같은 기분에 사로잡히기도 해요. 허벅지가 제 역할을 하지 못하는 만큼 허리에 부담이 가해져 요통이 발생합니다.

현상 유지만을 원한다면 일단 이 자세!

반 개구리 자세

아르다 베카아사나 Ardha Bhekasana

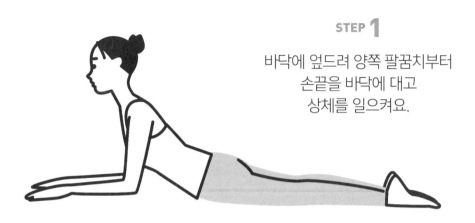

STEP **1**

바닥에 엎드려 양쪽 팔꿈치부터
손끝을 바닥에 대고
상체를 일으켜요.

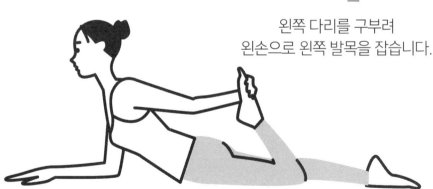

STEP **2**

왼쪽 다리를 구부려
왼손으로 왼쪽 발목을 잡습니다.

이러한 증상에도 효과 있어요!　　　무릎 통증　　요통　　내장 처짐증

숨을 내쉬면서 발등을 아래로 눌러
왼쪽 발뒤꿈치를 왼쪽 엉덩이에 붙이세요.

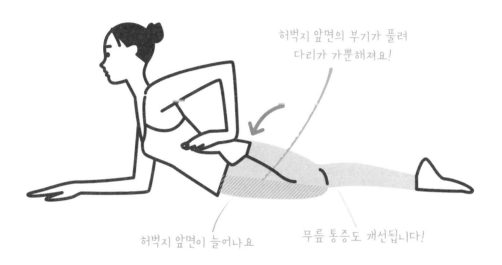

허벅지 앞면의 부기가 풀려
다리가 가뿐해져요!

허벅지 앞면이 늘어나요

무릎 통증도 개선됩니다!

발꿈치를 엉덩이에 붙인 상태에서 호흡 5회 유지

반대편도 동일하게

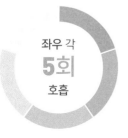

좌우 각
5회
호흡

✔ Point!

상체를 높게 들어 올려 유지하는 힘으로 허벅지를 늘인다

경직된 허벅지의 앞쪽 근육을 쭉 펴줍니다. 상반신을 확실히 들어 올릴수록 허
벅지가 잘 늘어나요. 숨을 내실 때마다 조금씩 더 늘인다는 느낌으로 계속 호흡
을 이어가면서 내쉬는 숨에 더욱 쭈욱 늘여보세요.

누운 영웅 자세

숩타 비라아사나 Supta Virasana

STEP **1**

무릎을 꿇고 앉은 다음,
다리를 벌려 바닥에
엉덩이가 닿도록 합니다.
양손은 몸 뒤쪽을 짚습니다.

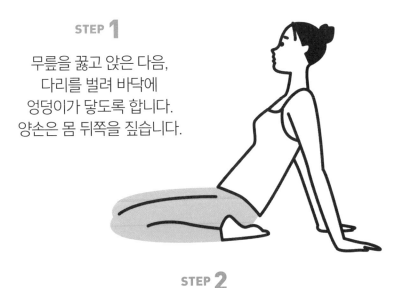

STEP **2**

숨을 내쉬며 천천히 뒤로 누워요.

좌우 앞 허벅지에
자극이 와요

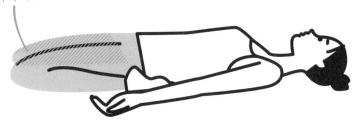

등을 바닥에 붙이고 호흡 5회 유지

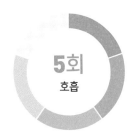

✔ **Point!**

무릎을 바닥에 붙인다

무릎을 꿇고 앉은 상태에서 상체를 뒤로 젖혀 바닥에 누우면 무릎부터 사타구니까지의 부위가 쭉 늘어납니다. 이때 무릎이 바닥에서 뜨지 않도록 주의하세요. 무릎이 뜬다면 무릎이 뜨지 않는 지점까지만 상체를 젖히고 팔로 몸 뒤쪽 바닥을 짚어 몸을 지지합니다. 허벅지 앞쪽 근육이 잘 늘어나고 있는지 의식해보세요.

5회
호흡

전사 자세 II

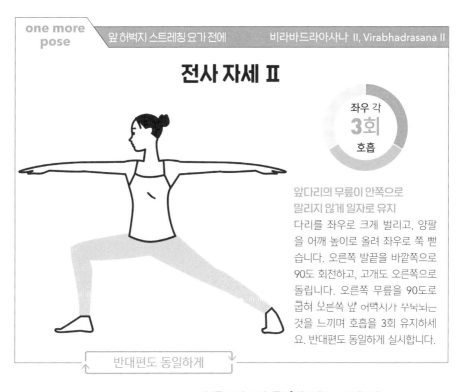

좌우 각
3회
호흡

앞다리의 무릎이 안쪽으로 말리지 않게 일자로 유지

다리를 좌우로 크게 벌리고, 양팔을 어깨 높이로 올려 좌우로 쭉 뻗습니다. 오른쪽 발끝을 바깥쪽으로 90도 회전하고, 고개도 오른쪽으로 돌립니다. 오른쪽 무릎을 90도로 굽혀 오른쪽 앞 허벅지가 수축되는 것을 느끼며 호흡을 3회 유지하세요. 반대편도 동일하게 실시합니다.

반대편도 동일하게

변화가 두려운 사람의 **마음이 평온해지는 비결**

비결 **1** **행동 방식**

날씨가 좋은 날에는 산책을 하자

새로운 일을 시작하지 못한다면 수태양소장경이 막혔을 가능성이 높아요. 이 경락은 불과 관련이 깊기 때문에 열에너지를 쬐어주는 것도 좋은 방법입니다. 포근한 햇살 아래 산책을 해보세요. 걷다 보면 뻣뻣해진 대퇴사두근도 단련됩니다.

비결 **2** **사고방식**

남의 실패를 받아들이듯 나의 실패도 이해해준다

새로운 첫걸음을 내딛기 어려운 이유는 실패가 두렵기 때문일 거예요. 하지만 다른 누군가가 새로운 일에 도전했다가 실패했다고 해서 함부로 비난하지는 않지요. 마찬가지로 당신이 실패한다고 해도 주변에서는 분명 따뜻한 눈으로 바라봐줄 거예요. 실패해도 이해해줄 거라고 생각하고 도전해보세요.

비결 **3** **나를 지켜주는 말**

"나는 늘 지지 받고 있어요"

요가에서는 '만물이 연결되어 있다'고 여깁니다. 나는 가족과 친구, 그리고 자연과 이어져 있으며, 이 모두로부터 응원 받고 있다고 생각해보세요. 내 편이 많다고 생각하면 새로운 일에 도전할 용기가 생길 거예요.

누군가와 함께 있지 않으면 안 돼!
혼자 있는 시간이 두려운 사람

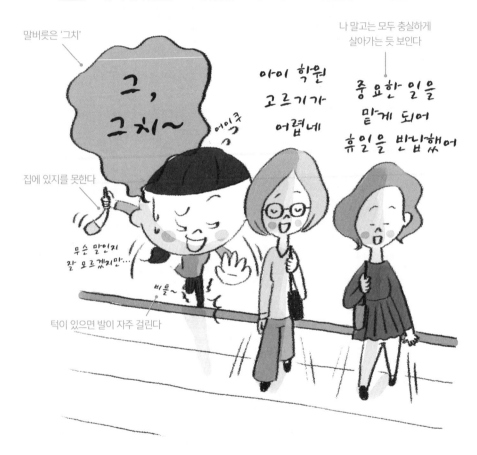

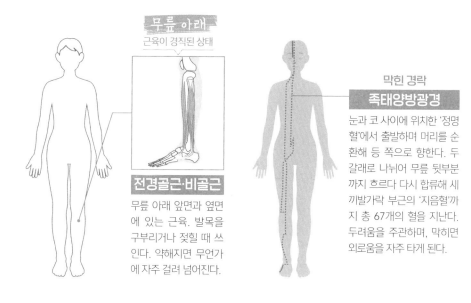

무릎 아래
근육이 경직된 상태

전경골근·비골근

무릎 아래 앞면과 옆면에 있는 근육. 발목을 구부리거나 젖힐 때 쓰인다. 약해지면 무언가에 자주 걸려 넘어진다.

막힌 경락
족태양방광경

눈과 코 사이에 위치한 '정명혈'에서 출발하며 머리를 순환해 등 쪽으로 향한다. 두 갈래로 나뉘어 무릎 뒷부분까지 흐르다 다시 합류해 새끼발가락 부근의 '지음혈'까지 총 67개의 혈을 지난다. 두려움을 주관하며, 막히면 외로움을 자주 타게 된다.

[스트레스 특징]

고독을 피할 수만 있다면 뭐든지 한다

혼자 있는 것을 정말 싫어해요. '남들에게 외톨이로 보이면 창피하다'고 생각하죠. 누가 곁에 없으면 식사도 쇼핑도 즐기지 못합니다. 사람을 만나지 못하는 시간이 길어질수록 홀로 남겨진 듯한 불안감에 시달려요. 외로움을 피할 수 있다면 상대와 마음이 맞지 않아도 상관없습니다. 함께 있다는 것 자체가 중요하기에 불평불만이나 험담 등 내키지 않는 화제에도 맞장구를 칩니다. 그저 상대의 태도에 맞춰 수동적으로 자신을 맞추기 때문에 예상치 못한 일이 일어났을 때 스스로 책임질 엄두는 내지 못합니다. '안 좋은 일은 남 탓'이라 여겨요.

[몸의 변화]

발목이 불안정해서 자주 걸려 넘어진다

외로움을 잘 느끼며 스트레스에 취약한 사람은 발목을 구부리거나 젖힐 때 쓰이는 무릎 아래 근육, 전경골근 및 비골근이 뻣뻣해집니다. 그렇게 되면 뇌와 무릎 아래 사이의 상호작용에 문제가 생겨 자신이 의도한 만큼 발이 들리지 않아 자주 걸려 넘어져요. 다리 모양도 안으로 굽는 안짱다리 형태가 됩니다. 발목이 불안정하고 쉽게 흔들려 염좌가 빈번하게 발생하기도 해요. 발목이 약해지면 무릎이나 허리 통증도 생깁니다. 정신적인 면에서도 나아갈 방향을 정하지 못하고 주춤할 때가 많아요. 이러한 스트레스와 밀접한 관련이 있는 경락은 족태양방광경입니다. 막히면 혈액이나 림프액의 흐름이 나빠져 냉증이나 부종이 자주 발생해요.

무릎 꿇고 앉아 무릎만 올리는 자세

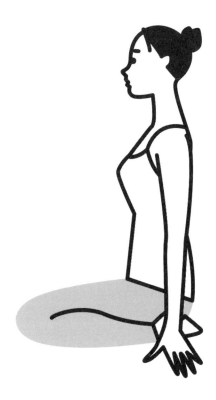

STEP 1

무릎을 꿇고 앉아 발 옆에 손을 둡니다.

이러한 증상에도 효과 있어요!　　(냉증)　(부종)　(평발)

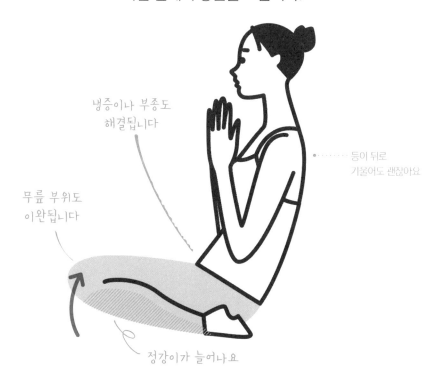

양쪽 무릎을 바닥에서 띄우고
가슴 앞에서 양손을 모읍니다.

냉증이나 부종도
해결됩니다

등이 뒤로
기울어도 괜찮아요

무릎 부위도
이완됩니다

정강이가 늘어나요

무릎을 띄운 채 호흡 5회 유지

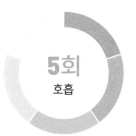

5회
호흡

✔Point!
무릎을 조금만 들어 올리면 된다

고독을 견디기 어려울 때 경직되기 쉬운 무릎 아래 전경골근, 비경근을 늘여봅니다. 방법은 매우 간단해요. 무릎을 꿇고 앉은 자세에서 무릎을 들어 올리기만 하면 됩니다. 바닥에서 아주 조금 띄우기만 해도 무릎 밑이 시원하게 늘어나요.

반 원숭이 신 자세

아르다 하누만아사나 Ardha Hanumanasana

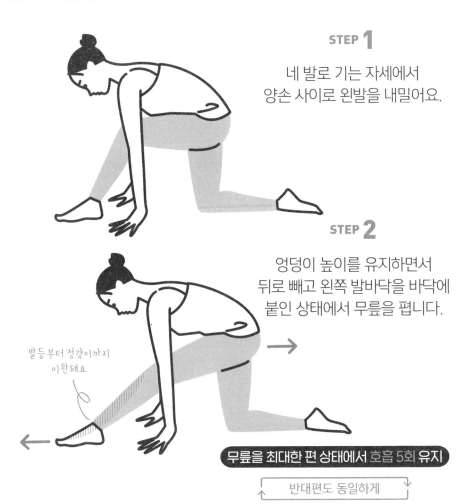

STEP **1**

네 발로 기는 자세에서
양손 사이로 왼발을 내밀어요.

STEP **2**

엉덩이 높이를 유지하면서
뒤로 빼고 왼쪽 발바닥을 바닥에
붙인 상태에서 무릎을 폅니다.

발등부터 정강이까지
이완돼요

무릎을 최대한 편 상태에서 호흡 5회 유지

반대편도 동일하게

좌우 각
5회
호흡

✔ Point!

굽힌 무릎을 서서히 펴본다

발바닥을 바닥에 붙인 채 엉덩이를 뒤로 빼기 때문에 정강이가 쭉 늘어나게 됩니다.
무릎을 굽힌 자세에서 시작해 발바닥을 바닥에 붙인 채 서서히 엉덩이를 뒤로 밀며
무릎을 펴보세요. 무릎이 펴지는 만큼 정강이 근육도 늘어납니다!

무릎 아래 스트레칭 요가 전에 　　　　파사아사나 변형 Pasasana Variation

올가미 자세

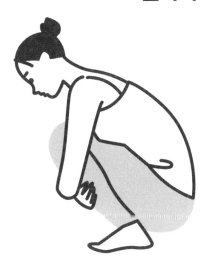

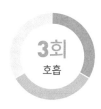

3회
호흡

무릎을 안아 웅크려
정강이 수축을 느껴본다

차려 자세에서 무릎을 굽혔다 펴기를
몇 번 반복해요. 서서히 무릎을 구부리
며 쪼그려 앉습니다. 발뒤꿈치가 떠도
괜찮으니 무릎을 완전히 구부리고 몸
을 최대한 웅크려보세요. 무릎을 감싸
안은 상태에서 호흡을 3회 유지합니다.

혼자 있는 시간이 두려운 사람의 마음이 평온해지는 비결

비결 1　행동 방식

물을 많이 마신다

고독함을 견디지 못하는 사람이 막히기 쉬운 경락은 족태양방광경입니다. 흐름
을 원활하게 만들려면 수분 대사를 늘려야 해요. 화장실에 자주 가게 되더라도
물을 많이 마셔보세요. 커피나 차를 마시면 수분이 빠져나가 몸이 더욱 건조해
지니 꼭 물을 마셔야 합니다.

비결 2　사고방식

받기보다는 베풀려고 한다

타인에게 무언가를 받으려고 하기보다는 베푸는 행위가 마음을 풍요롭게 합니
다. 요가에서는 '베풀 것이 없어도 상대방을 위해 기도할 수는 있다'고 가르쳐요.
미소, 고민을 들어주는 시간 등 우리는 타인에게 충분히 베풀 수 있습니다.

**비결 3　나를
지켜주는 말**

"세계 평화를 기원합니다"

외로움을 없애려면 타인에게 베풀어야 합니다. 가까운 사람의 행복을 빌어도 좋
고, 장대한 기도를 드려도 좋아요. 예를 들면 장대한 기도의 극치라 할 수 있는
세계 평화를 기원해보는 건 어떨까요?

COURSE **1**

긴장을 풀고 싶을 때

마음이 진정되지 않을 때 등과 가슴 주변 근육이 쉽게 뭉쳐요. 경직된 근육으로 인해 호흡이 얕아지면 긴장이 더욱 고조되는 악순환에 빠집니다. 등과 가슴 주변을 이완시키는 자세와 함께 심호흡하며 편안한 상태에 머물러보세요.

준비

호흡 체조   *P. 56*

얕고 짧아진 호흡을 느린 속도로 조절하며 흥분을 가라앉힙니다.

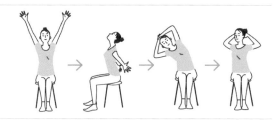

메인 자세

1 빗장 자세
P. 66

좌우 각 / 5회 호흡

겨드랑이 아래 부위를 스트레칭해요

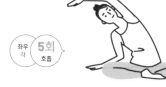

2 실 꿰기 자세
P. 32

좌우 각 / 5회 호흡

등을 늘여 굽은 등을 개선해봅니다

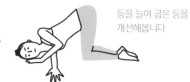

3 엎드린 상태에서 다리 넘기는 자세
P. 74

좌우 각 / 5회 호흡

쇄골 주변을 스트레칭해요

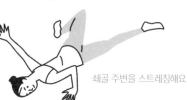

4 악어 자세
P. 60

좌우 각 / 5회 호흡

가슴 앞면을 늘여보세요

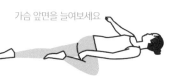

마무리

등을 대고 누워서 편안하게 휴식

누운 상태에서 힘을 빼고 눈을 감아 머릿속을 비워봅니다.
몸과 마음에 있던 긴장이 풀립니다.

3~5 분

활력을 찾고 싶을 때

기력이 떨어지면 어깨뼈 주변, 허벅지가 뻣뻣해져요.
몸을 뒤로 젖히거나 일어서서 하는 자세를 시도하면 활력이 샘솟아요.

준비

호흡 체조   P. 56

활력을 찾기 위해 우선 호
흡을 가다듬어 가라앉은 기
분이 평상심을 되찾도록 합
니다.

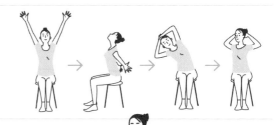

**메인
자세**

① 팔꿈치를 당기는 자세
P. 50

좌우
각 **5회** 호흡

등 뒤를
늘여보세요

② 누워 비틀기 자세
P. 44

좌우
각 **5회** 호흡

허벅지 측면을
이완해보세요

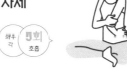

③ 코브라 자세
P. 53

5회 호흡

몸을 뒤로 젖히는 자세는
활력을 불러일으켜요

④ 신체 옆면을
늘이는 자세
P. 68

서서 하는 동작은
에너지를 샘솟게 해요

좌우
각 **5회** 호흡

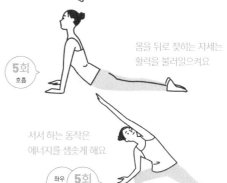

마무리

교호 호흡   P. 55

기력을 샘솟게 하는 역할은 자율신경이 담당합니다.
교감신경과 연결된 오른쪽 콧구멍으로 숨을 들이쉬면
기력이 향상됩니다.

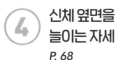

을

3회

COURSE 3

어깨 결림을 해소하고 싶을 때

어깨 결림 증상은 어깨만의 문제가 아니라, 가슴이나 어깨뼈 주변 등 어깨와 연결된
부위가 경직되면서 나타납니다. 어깨 주변 근육을 골고루 풀어보세요.

준비

호흡 체조　　*P. 56*

심호흡을 하면 전신 근육이
이완되어 뻣뻣해진 근육을
늘이기 쉬워져요.

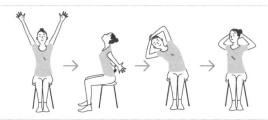

**메인
자세**

① 빗장 자세
P. 66

좌우
각 **5회**
호흡

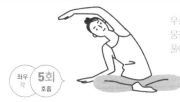

우선 겨드랑이의
뭉친 부위부터
풀어줍니다

② 팔꿈치를
당기는 자세
P. 50

좌우
각 **5회**
호흡

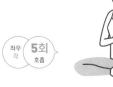

어깨뼈 주변을
자극합니다

③ 아래팔을
맞붙이는 자세
P. 75

5회
호흡

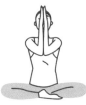

가슴 근육을 풀기 전
수축하는 자세에요

④ 책상다리로 앉아
가슴을 여는 자세
P. 72

5회
호흡

움츠러들었던 가슴을
활짝 열어줍니다!

마무리

등을 대고 누워서 편안하게 휴식

누워서 힘을 빼고, 긴장되었던 온몸의 근육을 풀어주며
이완 효과를 더욱 높여봅니다.

3~5
분

요통을 해소하고 싶을 때

몸을 비틀거나 뒤로 젖히면 정체되어 있던 허리 주변의 혈액순환이 개선됩니다.
요통을 유발하는 좌우 비대칭 골반, 경직된 엉덩이, 부은 허벅지를 풀어주는 자세를
모아보았어요.

준비

호흡 체조   P. 56

먼저 호흡 체조를 실시하면
긴장이 풀려 큰 동작이 들
어간 자세를 편안하게 취할
수 있어요.

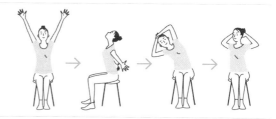

**메인
자세**

1 실 꿰기 자세
   P. 32

좌우
가 | **5회**
호흡

허리와 연결부
등을 이완해요

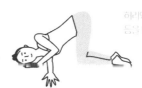

2 반 물고기 신 자세
   P. 38

좌우
각 | **5회**
호흡

몸을 비틀어 불균형한
골반을 바로잡습니다

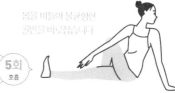

3 무릎에 손을 얹은
초승달 자세
   P. 82

좌우
각 | **5회**
호흡

고관절 주변을
풀어주는 자세예요

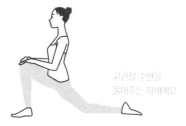

4 반 개구리 자세
   P. 88

좌우
각 | **5회**
호흡

요통으로 이어지는
허벅지 부종을 해소합니다

마무리

등을 대고 누워서 편안하게 휴식

바로 움직이는 대신 근육이 느슨해진 상태를 유지해요.
허리 부근의 혈액순환이 좋아진 것을 느껴보세요.

3~5 분

말랑말랑 힘 빼기 요가 덕분에 스트레스가 줄었어요!

몸에서 불필요한 힘을 빼는 요가를 꾸준히 하면 어떤 변화가 일어날까요!?
늘 어수선한 상태에서 마음의 여유를 갖지 못했던 편집자 M님이 2주간 요가를 꾸준히 실시했어요.

BEFORE ···

체험자 편집자 M

40대 편집자. 여성. 스트레스를 받으면 몸에 이상 증상이 나타나는 편. 현기증이나 두통으로 고생할 때도 있다. SNS에서 고양이 사진을 보는 게 유일한 힐링법.

자가 진단 테스트 결과 경직된 근육은 '전거근' 자각하지 못했던 마음 습관을 알아차리다

일처리만으로 벅차고 사서 걱정을 하는 편이라 생각했는데 P. 22의 테스트 결과, 스스로 비하하는 유형이 나왔어요. 실제 전거근이 상당히 뻣뻣해서 시험 삼아 해소를 돕는 자세를 취해보았어요. 시원해지는 감각 속에 '내가 주위의 반응에 늘 두려워하고 있었구나. 나의 스트레스는 여기서 비롯되기 시작했구나'라는 깨달음을 얻었습니다!

·· **말랑말랑 힘 빼기 요가 실천 중!**

회사에서도 할 수 있는 요가

업무로 인한 걱정과 두려움으로 머릿속이 가득해지면 책상 의자에 앉은 상태에서 빗장 자세(P. 66)의 팔 동작만 실시했어요. 그러자 마음이 제법 차분해지더라고요. 또 업무량이 많아 초조해지면 책상 다리로 앉아 가슴을 여는 자세(P. 72)를 의자에 앉은 상태에서 가슴 부위 동작만 실시했어요. 가슴이 열리니 등이 쭉 펴졌고 초조했던 마음이 제법 차분해졌습니다. 자세가 기분에 영향을 끼친다는 사실을 처음으로 실감했어요.

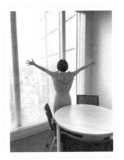

호흡 체조(P. 56)는 마음을 차분히 가라앉히고 싶을 때 시도합니다. 어깨가 결려 가볍게 스트레칭하는 것처럼 보이니 사무실에서도 눈치 보지 않고 충분히 해볼 수 있어요.

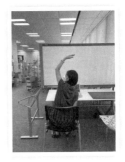

책상 의자에 앉은 상태에서 전거근을 풀어주는 빗장 자세(P. 66)를 시도해보았어요. 이 자세만으로 겨드랑이 아래 부위가 확실히 늘어나고, 호흡도 더욱 깊어졌어요!

AFTER ···

아직 일어나지 않은 일로 걱정하지 않는다
쓸데없이 고민하는 시간이 줄어들었다!

무턱대고 걱정하는 마음의 습관을 알게 된 게 가장 큰 수확입니다. 기분이 울적해지면 '내가 또 부정적인 상상을 하며 두려워하고 있구나' 하고 깨닫는 일이 많아졌습니다. 빗장 자세를 실시하면 '아직 아무 일도 일어나지 않았어' '애초에 그렇게까지 두려워할 일이 아니야'라고 생각하게 되어 고민하는 일이 줄어들었어요. 전거근도 부드러워졌답니다.

Part 2

마음이 가벼워지는
생활습관

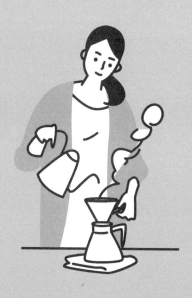

식사나 수면, 일상의 생활습관 등 요가의 지혜를 삶에 적용하다 보면
스트레스로 쉽게 무너지지 않는 튼튼한 마음을 기를 수 있어요.

숙면을 위한 준비

수면을 통해 우리는 본래의 나로 돌아갈 수 있습니다.
숙면을 취하려고 노력할수록 몸 구석구석이 편안해질 거예요.

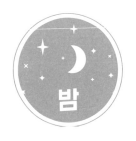

밤

방법 1

5회
호흡

자기 전 1분 바람 빼기 자세
파완 묵타아사나 Pawan Muktasana

① 등을 대고 누워서 양쪽 무릎을 감싸 안고
   몸쪽으로 끌어당깁니다.
② 이 상태에서 호흡을 5회 유지해요.
이 자세도 추천해요! 악어 자세 P. 60

자기 전에는 서서 하는 자세보다
누워서 하는 자세를 추천해요. 등
을 둥글게 말아 척추를 이완시켜
부교감신경의 활동을 높입니다. 바
람 빼기 자세로 태아처럼 몸을 둥
그렇게 말면 마음이 편해져 숙면
을 취할 수 있어요.

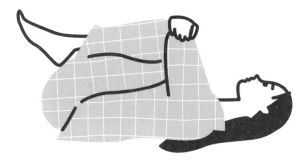

방법 2

잠자리에 휴대전화를
들고 가지 않는다

모니터나 휴대전화, TV를 보면 뇌가 자
극을 받아 교감신경이 활성화됩니다.
잠들기 약 2시간 전부터 이러한 기기와
멀어져야 해요. 휴대전화를 잠자리에
두는 대신 침실과 다른 장소에 두도록
노력해보세요.

방법 3

침구에
신경 쓴다

매트리스의 경도나 베개의 높이가 내
몸과 맞지 않아 불편함을 느끼면 깊게
잠들지 못해요. 침구나 잠옷은 내게 맞
는 것으로 신경 써서 고르세요. 실내를
쾌적한 온도로 유지하는 것도 숙면에
도움이 됩니다.

잠자는 시간은 주어진 역할에서 해방되는 시간

요가에는 '괴로움은 모두 주어진 역할에서 비롯된다'라는 사고방식이 있습니다. 그래서 업무나 가정에서의 역할에서 해방되어 본래의 자신으로 되돌아가는 수면을 매우 중요하게 여기지요. 스트레스가 쌓여 있으면 쉽게 잠들지 못하거나 잠이 얕아지는 등 숙면을 취하기 어려워요. 몸과 마음을 이완된 상태로 만들어주는 요가 등 푹 잠들 수 있는 방법을 찾아 실천해보세요. 또한, 숙면을 위해서는 아침 시간을 잘 보내는 게 중요합니다. 아침에 제대로 몸을 깨워두면 밤에는 자연스럽게 잠이 오기 때문이죠. 활동하는 시간과 수면 시간을 규칙적으로 지켜 생활 리듬을 유지하도록 신경 써주세요.

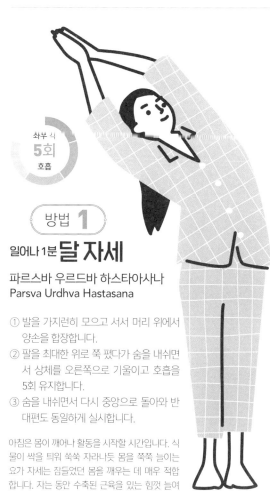

좌부식
5회
호흡

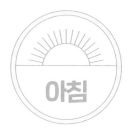

아침

방법 1

일어나 1분 **달 자세**

파르스바 우르드바 하스타아사나
Parsva Urdhva Hastasana

① 발을 가지런히 모으고 서서 머리 위에서 양손을 합장합니다.
② 팔을 최대한 위로 쭉 폈다가 숨을 내쉬면서 상체를 오른쪽으로 기울이고 호흡을 5회 유지합니다.
③ 숨을 내쉬면서 다시 중앙으로 돌아와 반대편도 동일하게 실시합니다.

아침은 몸이 깨어나 활동을 시작할 시간입니다. 식물이 싹을 틔워 쑥쑥 자라나듯 몸을 쭉쭉 늘이는 요가 자세는 잠들었던 몸을 깨우는 데 매우 적합합니다. 자는 동안 수축된 근육을 있는 힘껏 늘여보세요.

이 자세도 추천해요!
신체 옆면을 늘이는 자세 P. 68

방법 2

아침햇살을 쬔다

아침햇살을 쬔면 생체시계가 정비되어 밤에 편안하게 잠들게 됩니다. 또 요가에서 태양은 만물에 에너지를 부여하는 신이에요. 아침햇살로 에너지를 충전해보세요!

방법 3

환기시킨다

요가에서는 자는 동안 몸에서 나쁜 물질이 배출된다고 여겨요. 따라서 자고 난 뒤 침실을 그대로 두면 나쁜 기운이 남게 되는 셈이죠. 잠에서 깨면 창문을 열어 탁한 공기를 신선한 공기와 맞바꿉니다.

간단 명상

요가에서 명상은 나 자신과 대화하는 시간입니다. 마음이 편안해지고
생각이 맑아지는 과정이지요. 어지럽던 머릿속이 말끔해지니 꼭 한번 해보세요!

'지금 여기'에 대해서만 생각한다

요가의 목적은 본래의 자신으로 돌아가는 데 있습니다. '본래의 자신'이란, 간단히 말하자면 일상생활
의 다양한 역할에서 해방된 상태를 뜻해요. 아무 생각 없이 그저 존재하는, 편안한 상태에 도달하는 방
법이 바로 '명상'입니다. 명상은 누구나 바로 시도해볼 수 있어요. 그저 눈앞에 있는 것에만 의식을 두
면 됩니다.
스트레스로 지친 마음은 '그때 이렇게 했더라면' '또 그 사람에게 불평불만을 듣게 되겠지' 등, 과거나
미래 속에 존재합니다. 하지만 지금 여기에 집중하면 스트레스로부터 벗어날 수 있죠. 간단하게 명상
을 시도할 수 있는 방법 네 가지를 안내하니 꼭 실천해보세요!

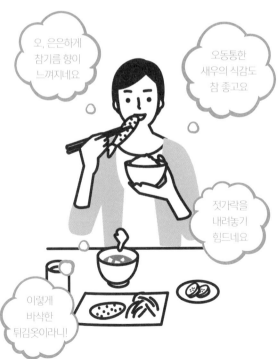

오, 은은하게
참기름 향이
느껴지네요

오동통한
새우의 식감도
참 좋고요

젓가락을
내려놓기
힘드네요

이렇게
바삭한
튀김옷이라니!

방법 1

마음속으로 맛집을
취재해본다

식사는 명상을 시도해볼 만한 좋은
기회예요. 눈앞에 있는 요리의 색
감, 향, 맛 등 오감을 최대한 활용해
느끼며 맛보세요. 맛집을 취재하듯
마음속으로 느낀 바를 표현하면 더
욱 더 식사에 집중하게 됩니다. '참
기름이 감칠맛을 더해주네요!' 등
마음속으로 중얼거리며 식사를 즐
겨보세요. 천천히 음미하며 먹다 보
면 과식도 피할 수 있어요.

동시에 여러 가지 일을 하지 않는다

우리는 TV를 보면서 식사를 하거나 음악을 들으며 빨래를 개는 등 동시에 여러 가지 일을 하려고 합니다. 이러한 습관은 우리를 쉬지 못하게 하고 짜증을 불러일으키기도 해요. 한 가지 일에 몰두하는 시간을 만들면 당장 해야 할 일에 대한 집중력을 높일 수 있고 마음이 차분해져요.

호흡에 집중한다

요가는 호흡을 중요하게 여겨요. 호흡이 우리를 명상으로 이끌어주기 때문입니다. '마시고~, 내쉬고~'와 같이 지금 이 순간에 숨을 마시고 있는지 내쉬고 있는지만 생각해보세요. 익숙해지면 '폐가 부풀고 있어' '오므라들었군' '혈액순환이 좋아졌어'와 같이 몸의 상태를 상상해보세요.

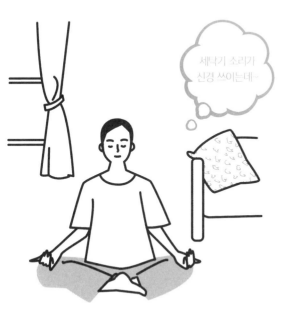

세탁기 소리가 신경 쓰이는데~

완벽한 명상이 아니어도 괜찮다

마음이 흔들린다고 해서 명상에 실패했다고 여기지 마세요. 호흡에 집중하는 도중에 '자료를 준비해야 하는데' '점심은 뭘 먹을까' 하는 다른 생각이 스쳐 지나가도 괜찮습니다. 그러한 자신의 상태를 관찰해보세요. '업무가 머릿속에서 떠나질 않네' '튀김 냄새에 의식을 빼앗겼어' 등 어떤 것에 내 마음이 흔들리는지 느껴보세요.

건강한 식습관

요가와 관련이 깊은 전통의학 '아유르베다'에서는 스트레스 해소를 위한
지혜로운 식사법을 다양하게 다룹니다. 간단한 방법부터 실천해보세요.

방법 1

백탕을 마시는 습관을 들인다

이유르베다에서는 '바람' '불' '불' 세 가지 에너지가 만물을 지배한다고 여깁니다. 만드는 과정에서 이 세 가지를 다 포함하는 음료가 바로 백탕이에요. 백탕은 소화력을 높이고 소화되지 않은 물질이 잘 배출되도록 촉진시켜 마음을 다스리기도 좋습니다. 매끈한 피부, 변비 해소에도 효과가 뛰어나요!

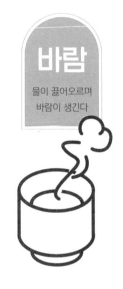

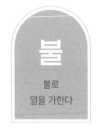

바람
물이 끓어오르며
바람이 생긴다

불
불로
열을 가한다

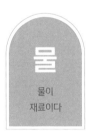

물
물이
재료이다

아유르베다에서 제시하는 백탕 만드는 법

STEP 1

주전자나 냄비에 물을 넣고
환풍기를 돌리며
뚜껑을 닫지 않고 끓입니다.

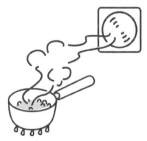

STEP 2

뚜껑을 닫지 않은 상태에서
약한 불에 두고 10분 정도
달이면 완성.

음식의 에너지를 균형 있게 취한다

요가의 발상지, 인도의 전통의학 '아유르베다'에서는 소화되지 않은 물질을 몸 안에 쌓아두지 않는 걸 중요시합니다. 소화되지 않고 남은 물질은 독소를 내뿜는데, 이 독소가 몸의 에너지 순환을 방해해 심신의 건강이 나빠진다고 보거든요. 소화되지 않은 물질을 배출시키면 마음이 차분해지고 스트레스가 해소될 수 있겠죠! 백탕을 마신다, 잠들기 직전에 음식을 먹지 않는다, 제철 음식을 섭취한다. 우선은 이 세 가지만 지켜도 아유르베다에서 제시하는 건강식사요법을 훌륭하게 실천하는 셈입니다.

방법 2

잠들기 직전에 먹지 않는다

섭취한 에너지를 소화하고 흡수해 공복 상태가 된 몸에 또 다시 에너지를 채워 넣는 순환 과정은 건강과 직결됩니다. 과식을 하거나 잠들기 직전에 먹어서 소화되지 못한 음식이 몸에 남으면 소화와 흡수의 순환 과정이 무너져 결국 몸과 마음의 상태까지 나빠져요.

방법 3

제철 음식을 먹는다

아유르베다에서는 겨울에 나는 음식은 몸을 따뜻하게 만들고, 여름에 나는 음식은 몸의 열을 식혀주는 등 제철 음식에 각 계절의 에너지가 듬뿍 담겨 있다고 봅니다. 따라서 제철 음식을 먹으면 몸과 마음을 건강하게 유지할 수 있겠죠? 날것으로 먹어도 괜찮은 식재료는 날것 그대로 먹는 등, 최대한 간단하게 조리하세요. 음식에 담긴 에너지를 모두 흡수할 수 있어요.

PLUS IDEA

입 안을 청결하게 유지한다

아유르베다에서는 소화되지 않은 음식이 설태(혀의 표면을 덮는 하얀 부착물)로 나타난다고 봅니다. 설태를 칫솔로 세게 문지르면 상처가 생길 수 있으니 삼가고, 설태용 브러시 등으로 부드럽게 제거합니다. 아침에 일어나 무언가를 먹고 마시기 전에 입부터 헹구는 것도 추천해요.

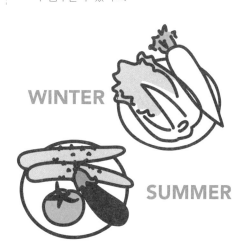

WINTER

SUMMER

나만의 루틴 만들기

매일 같은 일을 동일한 순서로 진행해야 비로소 깨닫게 되는 것들이 있어요.
루틴을 정해 마음속에 일어나는 변화를 바라보세요.

같은 일을 반복하면 '차이'에 민감해진다

매일 같은 요가 자세를 취하면 '오늘은 몸 컨디션이 좋네' '왠지 몸이 무겁군'과 같이 변화에 민감해집니다. 마음도 마찬가지예요. '매일 아침 1분 정도 천천히 심호흡하기' 등 정해둔 일을 실천하면 마음 상태를 알아차리기 쉽습니다. 스트레스가 점차 쌓여 큰 문제가 되기 전에 좋지 않은 상황을 빨리 인식하고 조절할 수 있다면 평소의 내 모습으로 쉽게 돌아올 수 있을 거예요. 매일 반복할 루틴을 만들어 흔들리지 않는 굳건한 나만의 축을 세워보세요.

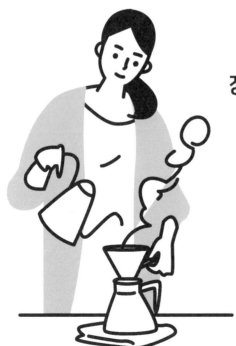

방법 1

정성껏 커피를 내리거나 차를 우린다

커피가 맛있는 날이 있고, 그렇지 않은 날도 있을 거예요. 혹은 물이 끓기까지 오래 걸린다고 느껴지거나 평소보다 향이 기분 좋게 다가올지도 모르고요. 매일 정성껏 커피를 내리거나 차를 우리는 습관은 '오늘은 커피 한 잔 내리기조차 귀찮을 정도로 기운이 없구나' 등 자신의 상태를 알아차리는 기준이 됩니다. 그럼 그날의 나에게 맞춰 오늘 하루를 무사히 보내기 위한 대책을 세워볼 수 있겠죠.

너무 자거나 과식하지 않는다

쉬는 날은 늦잠을 자고, 과식한 다음 날은 단식을 하는 등 생활 리듬이 불규칙적이면 평소와 다른 느낌이 들어도 기분 탓인지 건강 탓인지 파악하기 어려워요. 휴일에 늦잠을 잔다면 평소보다 1시간 정도만 더 자는 식으로 생활 리듬이 너무 흐트러지지 않도록 조절하세요.

매일 같은 자세를 취한다

현재 겪고 있는 스트레스나 경직된 부위에 맞춰 자세를 매일 바꿔도 상관없습니다. 이와 별개로 매일 실시할 루틴 자세도 만들어두세요. 몸과 마음의 변화에도 민감해지고, '점점 허리를 비트는 각도가 깊어지는구나' 하고 스스로의 성장을 느낄 수 있어요.

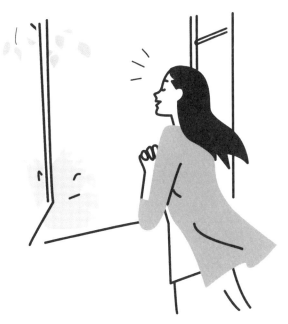

매일 작은 목표를 읊어본다

요가에서는 수업의 시작과 끝에 혹은 수련실에 들어갈 때 '강한 인내심을 가질 수 있게 되길' '다르마(=조화)를 선택할 수 있기를' 등 자신의 목표를 선언하는 동시에 기원이 담긴 말을 소리 내어 읊습니다. 생각을 말과 행동으로 표현하면 습관이 되고 기질이 됩니다. 나는 어떤 사람이 되고 싶은지 매일 재차 확인해보세요.

말랑말랑 힘 빼기 요가 덕분에 스트레스가 줄었어요!

아이에게 자꾸 짜증을 내게 되어 고민인 작가 O님.
몸에서 불필요한 힘을 빼는 요가로 온화한 엄마가 될 수 있었을까요? 마음에 찾아온 변화를 공개합니다.

BEFORE

체험자 작가 O님

프리랜서 작가이자 초등학교 2학년 자녀를 둔 엄마. 자신의 갱년기와 딸의 반항기가 겹쳐 항상 짜증이 나 있는 상태. 집중력이 떨어지는 것도 걱정.

대흉근 흉늑부가 상당히 수축된 상태로 툭하면 욱하는 유형

아이에게 자주 화를 내고 잔소리했어요. 아이의 잠든 얼굴을 보면 '얘도 자기 나름대로 열심히 하고 있을 텐데'라는 생각에 죄책감이 들다가도 다음 날 아침이 되면 다시 잔소리를 퍼붓는 일상. 스트레스 자가 진단 테스트(P. 22)에서는 예상대로 대흉근 흉늑부가 상당히 수축된 상태로(→툭하면 욱하는 사람) 팔을 귀보다 뒤로 넘기려고 했으나 조금도 넘기지 못했습니다.

말랑말랑 힘 빼기 요가 실천 중!

악어 자세와 간단 응급조치가 하루 루틴

아침에 일어났을 때와 자기 전 샤워를 한 후 이렇게 하루에 두 번 악어 자세(P. 60)를 실시합니다. 처음에는 쭉 뻗은 팔의 어깨뼈가 바닥에 닿질 않았는데 점점 등 전체가 바닥에 닿게 되었어요. 한 단계 레벨 업 자세인 물고기 자세(P. 62)도 가능해졌고요. 또 업무로 마음에 전혀 여유가 없을 때 '머리 응급조치(P. 79)'를 하면 상쾌해지더군요. 갑자기 짜증이 나면 '배 응급조치(P.78)'로 마음을 차분하게 가다듬는 게 습관으로 자리 잡았어요.

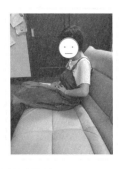

화가 치밀면 '배 응급조치'와 함께 심호흡을 합니다. 말을 입 밖으로 꺼내기 전에 숨을 한 번 더 깊게 쉬게 되었어요.

툭하면 욱하는 사람에게 도움이 되는 물고기 자세. 처음에는 가슴을 들어 올리지 못했지만 일주일 동안 계속 시도했더니 이제는 올릴 수 있어요.

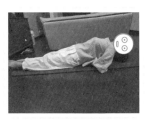

AFTER

뜻대로 되지 않아도 결과를 수용하고, 문제를 객관적으로 바라보게 되었다

요가로 가슴 근육을 늘이는 동안 '아이가 내 생각대로 움직이지 않아서 짜증이 났을지도 모르겠다'는 생각에 다다랐어요. '왜 저녁 때 미리 말하지 않았어!' 하고 화가 폭발하려는 순간이면 즉시 '배 응급조치'를 실시합니다. 매번 그렇게 하지는 못해도 '아이 문제는 아이가 스스로 책임져야 할 부분'이라며 나 자신과 따로 떼어내 생각하니, 화를 내지 않고 넘어갈 때가 많아졌어요!

Part 3

고민 해결
요가 철학 Q & A

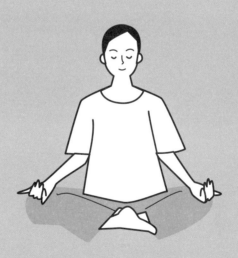

오래전부터 전해져온 요가의 지혜 '요가 철학'에는 현대인들의 고민이나
스트레스를 해결해줄 방법이 가득 담겨 있어요. 요가 철학이란 무엇일까요?
또 요가 철학을 현대 생활이나 사고방식에 활용하려면 어떻게 해야 좋을까요?
다양한 고민을 통해 알아보아요.

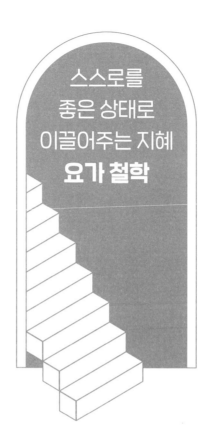

스스로를
좋은 상태로
이끌어주는 지혜
요가 철학

사람들은 흔히 '요가'를 '자세를 취하는 일'로 생각하곤 합니다. 그렇지만 자세를 취하는 건 요가의 극히 일부분에 지나지 않아요.

요가의 목표는 '참된 나를 아는 것'입니다. 간단히 설명하면 '자신을 좋은 상태로 만들어 하루하루를 충실하게 살아가게 하는 것'이며, 분노나 답답한 감정에 휩쓸리지 않는 중립적인 상태, 진실된 상태에 머물도록 스스로 조절할 수 있게 되는 것을 목표로 하지요.

요가 자세나 명상, 호흡법은 이 목표를 달성하기 위한 수단이며 이 모든 것의 근본이 되는 사고방식이 바로 '요가 철학'입니다. 요가 경전에 실린 삶에 필요한 지혜나 규범 등은 아주 오래전부터 전승되어 왔습니다. 요가 경전을 읽고 거기에 쓰인 요가 철학을 이해하고 실천하면서 스트레스에서 해방된 사람들은 전 세계 곳곳에 널리 퍼져 있지요. 다양한 고민들에 대해 요가 철학의 관점에서 조언을 건네는 Q&A 코너를 마련했습니다. 여러분의 분노, 답답함을 풀어줄 해결책으로 삼아보세요.

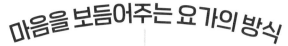

자세만이 전부가 아니다!

마음을 보듬어주는 요가의 방식

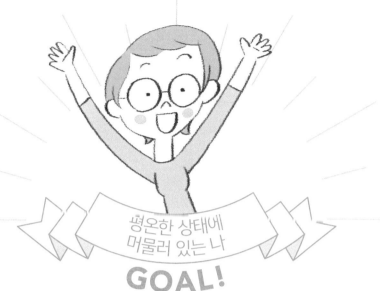

평온한 상태에
머물러 있는 나

GOAL!

Pose
요가 자세

컨디션이 안 좋으면 부정적인 생각을 하기 쉬워요. 건강한 몸과 마음을 위한 방법이 바로 요가 자세입니다. 요가에서는 명상을 중요하게 여기는데, 오랜 시간 동안 명상에 집중할 수 있는 몸을 만들고자 할 때에도 요가 자세가 도움이 됩니다.

Philosophy
요가 철학

요가 경전에는 '비폭력' '훔치지 않는다' '지금 가진 것에 감사한다' 등 다양한 규범과 마땅히 해야 할 일이 실려 있어요. 요가의 가르침을 일상생활이나 사고방식에 적용하면 평온한 상태를 유지하며 살아가는 삶에 한결 가까이 다가가게 됩니다.

Breathing
호흡

화를 내면 호흡이 거칠어지고, 긴장하면 숨을 멈추게 됩니다. 이처럼 호흡은 마음 상태에 크게 좌우되기 때문에 호흡 조절을 통해 마음을 가다듬고자 하는 것이 바로 요가의 지혜입니다. 요가 자세를 취할 때나 명상을 할 때, 호흡 조절부터 시작해보세요.

Meditation
명상

요가에서는 어느 쪽에도 치우치지 않은 나의 모습을 찾는 방법이 내 마음과 대화를 나누는 '명상'이라고 봅니다. 명상의 첫걸음은 '지금 여기에 집중하기'예요. '지금 나는 이러한 상태구나' 하고 알아차리면 스트레스를 줄이는 데 도움이 됩니다.

저는 자존감이 낮아요

어렸을 때부터 성적이 좋지 않았고, 1지망으로 정해둔 대학교에도 떨어졌어요. 좋은 회사에 입사해 연봉이 높아지면 자존감이 높아질까요?

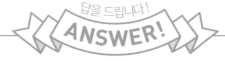

답을 드립니다!
ANSWER!

타인에게 베푸는 연습을 통해 자존감을 높인다

자존감은 현재 없는 것을 얻는다고 생기진 않아요. 요가에서는 '남에게 베풀 수 있는 사람'을 도량이 넓다고 여깁니다. '다나'는 자존감을 높여주는 좋은 연습이에요. 주변 사람들에게 미소나 인사를 건네고, 고민을 들어주세요. 기부도 권장합니다.

KEY WORD

dana

다나 : 베풀다

이러한 고민에도 다나가 도움이 된다

Q SNS의 '좋아요' 수가 적어요

A 타인의 호의로 내 마음을 채우려고 하면 항상 부족하게 느껴지고 자신을 향한 비판이 한없이 이어집니다. 이럴 때 '다나'의 가르침을 실천할 필요가 있어요. 좋다고 느껴지는 게시물을 솔직하게 칭찬하는 등 타인에게 베푸는 행위를 통해 자존감을 높여보세요.

Q 기부하는 사람이 위선자로 보여요

A '행복=돈'이라는 가치관을 갖고 있다면 기부가 위선으로 느껴질 수 있어요. 타인에게 베풀 때 얻게 되는 자존감은 돈이나 지위, 명성 이상의 가치가 있답니다. 기부를 긍정적으로 받아들이는 사람도 꽤 많아요.

마주하기만 해도 싫은 사람이 있어요

항상 지시하는 듯한 말투로 저를 대하는 시누이에게 아무리 애써도 좋은 감정이 생기지 않아요. 관계를 끊을 수도 없고 얼굴을 마주하기만 해도 스트레스가 쌓입니다.

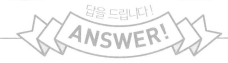

미워하는 채로도 좋으니 행복을 빌어보지

요가는 모든 사람을 좋아해야 한다고 가르치지 않습니다. 싫은 사람을 계속 미워해도 괜찮아요. 그렇지만 사람은 누구나 행복해질 권리가 있으니, '샨티' 하고 상대방의 행복을 빌어주는 것이 중요하다고 여깁니다. 불가능할 것 같아도 막상 해보면 그 사람의 다른 면이 보이기 시작해요. 신기하게도 미운 감정이 줄어들었다는 사람이 많습니다.

KEY WORD

shanti

샨티 : 행복을 기원하다

이런 사람에게도 샨티 가 도움이 된다

거만한 동료와 기질이 맞지 않아요

잘난체하는 행동을 일삼는 이유는 자존감이 낮고 불행하기 때문일 수 있어요. 불행이 지속될수록 언동은 더욱 거칠어질 거예요. 하지만 행복해지면 다정한 면을 되찾게 될지도 몰라요. 동료를 위해 '샨티'를 읊어보세요.

불만이나 험담만 늘어놓는 아이 친구 엄마가 싫어요

싫다는 생각을 계속하다 보면 나만 힘들어져요. 같이 있지 않을 때조차 '나 그 사람 정말 싫은데'라는 부정적인 감정에 휩싸이지 않도록, 그 사람이 생각나면 그 사람의 '샨티'를 빌어주세요. 행복해지면 불평도 줄어들 거예요.

일 잘하는 부하 직원에게 질투가 나요

부하 직원이 업무에서 성과를 내면 기특한 반면, 스멀스멀 올라오는 질투심을 자제하기 어렵습니다. 기뻐하는 부하 직원의 면전에서 사소한 실수를 지적한 적도 있어요.

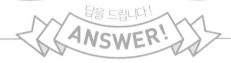

답을 드립니다!
ANSWER!

상대의 기분을 망치지 말고, 재능에 감사하자

요가에서는 '훔치지 않는다'는 가르침을 중요하게 여깁니다. 상대의 기분을 상하게 하는 일도 '좋은 기분을 훔쳤다'고 간주하지요. 질투를 완전히 없앨 수는 없습니다. 질투가 나더라도 기쁨으로 충만해진 상대의 기분을 망치지 않도록 해요. '나에게는 없는 능력이 저 사람에게 있어서 감사하다'는 마음을 가질 수 있다면 참 근사하겠죠.

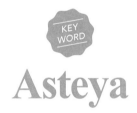

KEY WORD

Asteya

아스테야 : 훔치지않는다

이러한 고민에도 아스테야 가 도움이 된다

지각하는 버릇 때문에 친구 사이가 멀어졌어요

'겨우 10분 늦었다고 화를 내다니'라며 지각을 가볍게 여기진 않나요? 누구에게나 주어진 시간은 정해져 있고, 지각은 상대방의 시간을 훔치는 행위와 다름없습니다. 고작 지각이라고 여기지 말고 친구의 시간을 훔쳤다는 자각을 가지세요.

"무턱대고 묻지 좀 마"라고 선배에게 혼났어요

'모르면 일단 물어보는 일'은 상대의 지식과 시간을 훔치는 행위입니다. 그래서 선배가 순간 화가 났을 거예요. 우선 스스로 찾아보고 그래도 도저히 모를 때 선배에게 질문하면 어떨까요?

규칙을 지키지 않는 사람이 용서가 안 돼요

나이 드신 분이 앞에 서 있는데 젊은 사람이 교통약자석에 앉아 있는 모습을 보면 화가 납니다. 왜 '교통약자석은 노인에게 양보한다'는 그런 간단한 규칙도 못 지킬까요.

답을 드립니다!

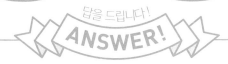

ANSWER!

상대가 어떤 상황일지 상상해보자

앉아 있는 사람이 건강해 보여도 실은 입덧이 심한 임신부라거나 심한 현기증이 있는 등 앉아야만 하는 이유가 있을지도 모릅니다. 상대방이 처한 상황을 전부 파악하긴 어렵지만 '무슨 일이 있나 보다' 하고 상상력을 발휘해보세요. 이러한 노력은 요가의 가르침 '크샤마'와 이어집니다.

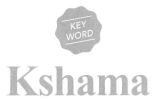

KEY WORD

Kshama

크샤마 : 관용

이런 사람에게도 크샤마 가 도움이 된다

 잘못해도 사과하지 않는 사람에게 분노가 일어요

 마음이 불안하면 공격적인 상태가 되기 쉽습니다. 사과하지 않는 상대는 자존감도 낮고, 남에게 사과할 마음의 여유조차 없을지도 모릅니다. 자신이 완벽하지 않듯, 상대방도 완벽하지 않다고 생각해보세요.

 뉴스를 보면 화가 나는 소식뿐이에요!

 평소라면 그냥 넘길 만한 일도 마음에 여유가 없다면 참기 어려워집니다. 화가 나는 이유는 나 자신이 궁지에 몰린 상태에 놓여 있기 때문일지도 몰라요. 그냥 넘어가지 못하는 일들이 많아지면 자신이 힘들어집니다. 내면이 편안해지도록 휴식을 취해보세요.

남편이 집안일을 하지 않아요

부부가 동시에 재택근무를 하게 되었어요. 식사 준비나 청소를 당연하다는 듯이 저 혼자 도맡아 합니다. 왜 나만 고생해야 하는지 모르겠어요.

답을 드립니다!

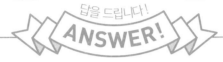

상대방을 내 마음대로 컨트롤할 수 없다

요가에서는 '행동은 선택할 수 있지만 결과는 선택할 수 없다'고 가르칩니다. 결과는 4가지로 나타나요. 예상대로, 예상 이상, 예상 이하, 예상 밖. 지금 상황은 예상 이하 혹은 예상 밖에 해당하겠죠. 그럼에도 결과는 마음에 담아두지 마세요. 왜 이런 결과가 나왔는지 집착해봤자 화만 날 뿐입니다. 마음을 새롭게 다잡고 앞으로 취할 행동에 대해 생각해보세요.

KEY WORD

Tyaga

트야가 : 내려놓다

이러한 고민에도 트야가 가 도움이 된다

취미로 피아노를 배우는데 진전이 없어요

피아노를 즐겁게 치고 노력하는 일은 '행위'이고, 생각대로 실력이 향상되는 것은 '결과'입니다. 결과에 집착하면 괴로워져요. 자신이 정말 원하는 것이 피아노 연주인지 실력 향상인지 곰곰이 생각해보세요.

자신 있던 분야의 기획이 통과되지 않아 충격 받았어요

결과를 선택할 수 없음에도 불구하고 '반드시 통과될 거야'라고 집착하면 앞으로 나아가지 못합니다. 지금 여기에 집중하면 점점 결과에 대한 집착을 버릴 수 있어요.

아이가 공부는 안 하고 게임만 해요

아이를 좋은 대학에 보내고 싶어서 학원에 등록했어요. 그런데 아이는 공부를 전혀 하지 않고 게임에만 푹 빠져 있네요. 이렇게 지내면 안 되는데 장래가 걱정됩니다.

답을 드립니다!

ANSWER!

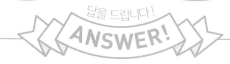

내게 없는 것 대신 가진 것에 집중하자

'남에게 줄 수 있는 게 없다고 해도 우리는 이미 처음부터 충분히 가진 상태였다. 이 사실을 깨닫자'라는 가르침이 산토샤입니다. 부족한 부분에 집중하면 자신도 아이도 불행해져요. 우선 아이가 매일 건강하게 즐겁게 지내는 점에 감사해보세요.

KEY WORD

Santosha

샨토샤: 만족하다

이런 사람에게도 샨토샤가 도움이 된다

부자인 친구가 부러워요

건강한 신체가 있고, 곁에 친구가 있다는 행복을 알아차리면 질투심이 줄어들 거예요. 마른 들판에 핀 꽃 한 송이와 꽃밭에 있는 시든 꽃 한 송이 중 어느 꽃에 눈길을 줄지는 나 자신에게 달려 있습니다.

충분하다는 사실을 깨달으려면 어떻게 해야 할까요?

눈앞에 있는 채소 하나도 자연의 혜택을 비롯해 수많은 사람의 수고 덕분에 여기에 존재하지요. 지금 이곳에 존재하게 된 과정을 헤아리며 감사한 마음을 가져보세요. 감사하는 습관을 들이면 만족을 깨닫게 됩니다.

콤플렉스가 많은 제 자신이 싫어요

중요한 업무를 맡을 만한 능력도 없고, 아이를 키우지도 않습니다. 열심히 사는 주변 친구들을 보면 내 자신이 한심하게 느껴져요.

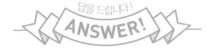

다른 사람을 대할 때와 마찬가지로 나 자신에게 상처를 주지 않는다

Ahimsa

아힘사 : 비폭력

요가에는 '비폭력'이라는 가르침이 있습니다. 폭력을 가하게 되는 곳은 타인, 자연환경 그리고 나 자신이지요. '나는 가치가 없다'고 단정 짓는 생각 또한 자신에 대한 폭력입니다. 당신의 몸도 마음도 노력하는 중이에요. 나에게 감사하며 따뜻하게 대해주세요.

집중력이 떨어져 계획했던 업무를 처리하지 못해요

일하는 도중에 집중력이 사라져 계획대로 업무를 마치지 못합니다. 다음 날, 또 다음 날로 계속 미루는 나 자신에게 스트레스가 쌓여요.

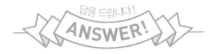

어떨 때 집중력이 흐트러지는지 자기 자신을 관찰해보자

Tapas

타파스 : 자신을 다스리다

'타파스'는 흔히 '고행'이라고 번역되는데, 정확히는 내가 무엇을 생각하고 어떤 행동을 하는지 파악하는 연습을 가리킵니다. 어떤 것이 머릿속에 떠오르면 집중력이 흐트러지는지, 업무 중 자신을 관찰해보세요.

많은 사람들 앞에서 의견을 말하기가 어려워요

학부모 회의나 아이 친구 엄마들과의 모임 등 많은 사람들이 모인 곳에서 의견을 제시하기가 너무 어려워요. 당당하게 말할 수 있는 사람이 되고 싶어요.

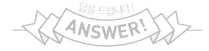

되고 싶은 모습을 연기해보자

Dharma
다르마 : 조화

요가는 '다르마'를 중요하게 생각합니다. 되고 싶은 이상적인 모습과 현실 속 자신이 조화를 이루려면 원하는 모습을 연기하는 것도 한 가지 방법이에요. 연기가 습관이 되면 인격으로 자리 잡습니다. 당당하게 말하는 사람을 계속 연기해보세요.

여유로운 시간을 보낼 때 죄책감을 느껴요

잘 쉬지를 못합니다. 여유롭게 있으면 시간을 허투루 쓰는 별 볼일 없는 사람이 된 듯한 기분이 들어 필요 이상으로 집안일에 매달리고 결국 지치게 됩니다.

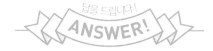

아무 역할을 맡지 않은 자신도 온전히 받아들인다

Arjava
아르자바 : 솔직함

우리는 평소에 회사나 집안에서 다양한 역할을 맡고 있습니다. 요가에서는 역할이 스트레스를 가져온다고 생각하고 '여러 역할을 내려놓는 시간'으로 명상을 추천해요. 있는 그대로의 자신을 솔직하게 받아들이는 시간도 소중하게 여겨보세요.

다이어트를 해도 날씬해지지 않는 내가 너무 싫어요

자꾸 먹게 되고, 운동도 꾸준히 하지 않는 자신이 싫어요. 식사량을 줄였는데도 체중이 늘어나 있으면 너무 우울해져요.

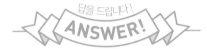

날씬해진 뒤 어떻게 하고 싶은지 진짜 목적을 세운다

Viveka

비베카 : 판별

나의 성장에 필요한지 불필요한지 판별한다는 가르침이 '비베카'입니다. 목표 체중 달성이 곧 나의 성장에 해당하나요? 숫자에 휘둘리는 대신 '살이 쪄서 쉽게 지치는 지금의 상태에서 벗어나자' 등 날씬해진 후 어떤 모습이 되고 싶은지 이미지를 구체적으로 떠올려보세요.

주변에 부족한 사람들뿐이라 피곤해요

무리하게 업무 지시를 하는 상사, 해야 할 일도 제대로 못 하면서 불평을 일삼는 부하 직원과 일을 합니다. 뒤처리는 저의 몫이라 매일 피곤해요.

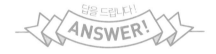

상대방이 곁에 있어 좋은 점을 찾아보자

daya

다야 : 자비

요가에서는 잡초나 벌레 등을 포함해 이 세상 모든 존재에 의미가 있다고 여깁니다. 당신에게는 부족해 보이는 사람도 회사에 공헌을 하고 있거나 부서 내에서는 누군가에게 힘이 되는 존재일지도 모르죠. 그 사람이 곁에 있어 좋은 점을 헤아려보세요.

저에게만 유독 엄격한 선배가 있어요

다른 사람에게는 온화한 말투로 지시하면서 저에게만 혼내는 어조로 지시를 하는 선배가 있어요. 저의 무엇이 마음에 들지 않는 걸까요?

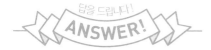

선배 입장에서 바라본 내 모습을 떠올려보자

Pratipakṣa-Bhavana

프라티파크샤바바나 :
반대편에서 보기

선배 입장에서 생각해보면 '나를 위해서 따끔하게 말해주었구나' 하고 깨닫게 될지도 모릅니다. 혹은 '선배는 좋은 사람이야'라며 반대되는 감정에서 바라보는 것도 한 가지 방법입니다. 좋아하는 사람을 대하듯 선배에게 다가가면 선배의 태도가 달라질지도 몰라요.

하고 싶은 일이 있지만 시간도 돈도 없어요

하고 싶은 일이 있지만 시간이나 재정적인 여유가 없어서 새로운 첫발을 내딛지 못하고 있어요. 금수저들이 부러워요.

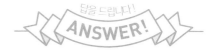

스스로 불가능하다고 단정 짓고 현 상태를 유지하는 쪽을 선택했을지도 모른다

Sakti

샥티 : 가능성

불가능하다고 단정 짓는 순간, 포기하게 됩니다. 실현 가능한 방법을 찾는 사람과는 바로 여기에서 차이 나기 시작해요. 포기하지 않고 가능성을 찾다 보면 반대로 '그렇게까지 해서 하고 싶진 않은데' 하고 깨닫고 내려놓을 수도 있어요.

나가며

'문제가 없는 곳에 문제를 만드는 것이 인간의 문제입니다.'

요가의 이 가르침을 처음 들었을 때 정말 맞는 말이라며 깊게 수긍했습니다.

스트레스를 받는 일 자체가 무조건 나쁘다고 할 수 없지만, 몸과 마음에 악영향을 끼치는 스트레스를 계속 방치하면 근육·장기·경락의 활동이 나빠집니다. 자세나 통증 등 몸 안팎으로 증세가 나타나거나 사고방식에도 다양한 문제가 생겨 건전한 생각은 하지 못하고 매사를 비관적·부정적으로 받아들이게 됩니다.

몸을 조금 움직였더니 고민거리가 사라지고 무엇이든 긍정적으로 바라보게 된 경험이 있나요? 중요한 것은 몸과 마음이 균형 잡힌 상태에서 평소 나의 사고방식의 습관을 알아차리고 스트레스가 될 만한 사고 패턴을 바꾸려 노력하는 것입니다.

몸과 마음이 편안한 상태에서는 변화를 즐길 수 있습니다. 자신을 바꾸려면 몸과 마음을 가다듬는 일부터 시작해보세요. 요가의 목적은 스스로에게 너그러워지는 데 있습니다.

여러분의 삶이 앞으로도 빛나는 나날로 가득하길 마음을 담아 기원합니다.

야토 야스히로

역자 후기

요가 지도자 과정 수업을 듣던 무렵, 이 책과 인연이 닿았습니다. 이제껏 보지 못한 유형의 책이었지요. 저자는 스트레스에 따라 어느 근육과 경락이 반응하는지 짚어보고, 이를 해소할 요가 동작을 안내합니다. 그뿐 아니라 일상에서의 행동이나 사고방식, 나를 보듬어줄 문장까지 제안하며 몸과 마음의 조화를 돕습니다.

저는 요가 지도자 과정을 통해 비로소 깊은 호흡과 함께 요가 수련을 할 수 있었어요. 이 책 역시 시종일관 호흡을 강조하고 있지요. 어려운 동작이 요가의 전부가 아니듯, 우리의 스트레스도 생각보다 간단한 동작과 호흡만으로도 쉽게 풀 수 있어요. 저 역시 '감정·근육·경락의 연결고리' '호흡'을 의식하며 요가 수련을 이어가자 몸과 마음이 한결 가뿐해졌습니다. 영원히 불가능할 줄 알았던 자세들이 하나씩 찾아와주기도 했어요. 타인과 비교하거나 쉽게 분노하는 마음에서 벗어나 평온한 상태에 머물 때도 많아졌습니다.

부디 독자분들도 이 책과 함께 자신을 소중히 대하며 맑은 기운으로 가득한 삶을 꾸려나갔으면 합니다.

문혜원

일단 몸에 힘부터 뺍시다

초판 1쇄 발행일 2023년 1월 2일

지은이 야토 야스히로
옮긴이 문혜원
펴낸이 유성권

편집장 양선우
기획·책임편집 임용옥   편집 신혜진 윤경선
해외저작권 정지현   디자인 박채원   홍보 윤소담
마케팅 김선우 강성 최성환 박혜민 김단희
제작 장재균   물류 김성훈 강동훈

펴낸곳 ㈜이퍼블릭
출판등록 1970년 7월 28일, 제1-170호
주소 서울시 양천구 목동서로 211 범문빌딩 (07995)
대표전화 02-2653-5131   팩스 02-2653-2455
메일 loginbook@epublic.co.kr
포스트 post.naver.com/epubliclogin
홈페이지 www.loginbook.com
인스타그램 @book_login

로그인은 ㈜이퍼블릭의 어학·자녀교육·실용 브랜드입니다.